스포츠 PNF 기법

Proprioceptive Neuromuscular Facilitation Techniques

스포츠 PNF 기법

Proprioceptive Neuromuscular Facilitation Techniques

도쿄여자체육대학 교수
가쿠하리 히데키 지음

영 문 출 판 사

■ **역자** (가나다 순)

기경일 대전대학교 산학협력단 연구원김
김상수 대구보건대학교 물리치료과 교수
박석우 한국선수트레이너협회 교육이사
성기석 경희대학교 체육대학원 겸임교수
신승섭 드림요양병원 재활치료과 부장
우영근 전주대학교 물리치료학과 교수
이찬우 오산대학교 스포츠과학계열 외래교수
채정병 마산대학교 물리치료과 교수
홍정기 국민대학교 건강스포츠재활학과 교수

스포츠 PNF 기법

2015년 2월 16일 초판인쇄
2015년 2월 27일 초판발행

지은이 : Hideki Gakuhari
옮긴이 : 우영근 외
발행인 : 박 병 조
발행처 : 도서출판 영문출판사
등 록 : 1987년 12월 21일 제2-419호
주 소 : 서울시 강남구 삼성동 69-1
전 화 : (02) 514-5590, 776-5590
팩 스 : (02) 756-8943
홈페이지 : www.ymsbook.net
E-mail : yeongmunsa@empal.com
정 가 : 19,000원
ISBN 978-89-7224-355-7 93510

※ 파본은 교환해 드립니다.

역자 서문

국내 PNF교육이 시작된지 20년이 지나면서 많은 활성화가 이루어지면서 임상에서 근무하는 물리치료사와 물리치료학을 전공하는 학생뿐만 아니라, 체육학을 전공하는 이에게 많이 접하게 된 것은 사실이다. 하지만, 대부분의 정보는 물리치료와 작업치료 정보와 교재로 인하여 많은 한계를 가지고 있는 것은 아쉬운 실정이었다. 또한, PNF개념은 신경계 질환 환자에게 적용하는 것으로 많이 알려져 있으나, 근골격계 질환뿐만 아니라 체육학 분야에서도 많이 적용하고 있으며, 특히 사회 체육 분야의 발달에 따라 더욱 활발하게 적용하기 시작하였다.

특히, 이 책은 PNF가 가지는 약점을 기술하였으나, 이는 이러한 약점을 학습자가 집중적으로 학습하고 노력함으로서, 좀 더 발전적으로 PNF적용을 획득할 수 있게 하였으며, 체육이나 근골격계 질환의 환자에게 적용할 수 있는 다양한 예를 보여주고 있다. 또한, PNF에서 중요하게 알고 있어야하는 운동학적 이론과 기전을 설명함으로써, PNF 접근에 대한 근거를 제시하고 있다.

PNF 특성상 직접 행함으로써 획득할 수 있는 부분이 많이 존재하게 된다. 이 책에서는 직접 행동으로 옮길 수 있고, 현장에서 적용할 수 있도록 많은 사진을 제공하였다.

이 책을 번역하면서 역자들은 통일된 전문용어에 역점을 두었으며, 역자 개인의 지식이 포함되지 않도록 저자의 의도에 충실한 의미전달에 힘쓰고자 노력하였다. 또한 기존에 습득한 지식을 반복적으로 확인하며 환자에게 적용함으로써 다른 전문가보다 더 진보된 숙련성을 획득하는 바램을 가지고 번역에 임하였다.

바쁜 일정에도 불구하고 이 책의 번역 및 출판을 기꺼운 마음으로 참여하시고 마지막 편집까지 노력을 아끼지 않으신 여러 교수님과 영문출판사 박병조 사장님과 직원 여러분에게도 특별히 감사의 말씀을 드립니다.

2015년 1월 역자 일동

저자 서문

오늘날 물리치료에서 "근거에 기초한 물리치료" 즉, EBPT(evidence-based physical therapy)의 중요성이 더 더욱 강조되고 있다. 재활의학에서 활용되고 있는 이른바 "촉진법"이라 불리는 각종의 접근방법 중에서 PNF(고유수용성신경근촉진법)는 가장 객관적인 논증이 되어왔다. 미국에서 개발된 PNF이지만, 일본에서 앞장서서 中村隆一 선생, 柳澤健 선생이 그 근거를 이론적으로 밝힌다는 업적을 구축하고 그것을 받아서 新井光男 선생을 중심으로 하여 거듭 논증이 진행되고 있다.

나는 "인간"의 움직임에 대해서 특히 "이치에 맞는 강력한 움직임이란 무엇인가"라는 명제에 관심을 갖고 다양한 각도에서부터 대처하고 있는 가운데 PNF를 만났다. 그리고 스위스의 바트 라가츠(Bad Ragaz)에 있는 Hermitage 졸업 후 연수 센터에서 수중운동치료의 코스를 수강하였을 때에 수중운동치료의 하나인 "Bad Ragaz Ring Method"가 "수중에서의 대각선 · 나선방향의 저항운동"이라는 것을 경험하였다. 그 후 미국의 카이저(Kaiser)병원에서 PNF를 연수한 물리치료사가 중심이 되어 설립한 "일본 PNF연구회" 현재의 일본 PNF학회(PNFSJ)의 강습을 통해서 PNF의 경력을 쌓아왔다.

이제까지 물리치료사로서의 나의 임상분야는 선수 재활(athletic rehabilitation) 장면에서 운동치료(수중운동치료를 포함)와 장애아 교육장면에서의 주로 뇌성마비아를 중심으로 한 장애아의 수중운동치료이다. 얼핏 보면 양자에는 공통점이 없는 것 같지만, "항중력 기전 안에서 활동성을 높여가는 것으로 연결되는 수중운동" 및 "이치에 맞는 강력한 움직임의 탐구"라는 관점으로부터는 양자를 서로 참조하는 것이 매우 도움이 되었다. 주로 운동선수(athlete)를 중심으로 한 선수 재활(athletic rehabilitation)의 장면에서 활용하고 있는 내용이 중추신경계에 다양한 문제를 가진 뇌성마비아동에게도 적응이 되고 또한 그 반대로 뇌성마비아동의 각종 긴장을 조절하여 움직임을 보다 활발하게 하기 위해 사용하고 있는 방법이 선수 재활(athletic rehabilitation)의 장면에서 매우 효과적이었다. 인간에 대한 접근의 근본은 같다는 것을 절실하게 느꼈다. 특히 수중운동치료의 장면에서는 공통점이 많아, 그 경계를 탐색하는 것 자체가 무의미하다는 것을 알았다. 이러한 시행착오의 연속이기는 하지만, 최선책을 탐색하면서 물리치료사로서의 활동을 진행시켜왔다.

거슬러 올라가서 1992년에 "스포츠 PNF 매뉴얼"(난코도)을 간행하였으나 그 후, PNF의 이론 및 임상에 응용할 수 있는 기법은 크게 발전하였다는 것 때문에, 이들에 대한 연구나 임상경험의 축적에 입각하여 이 책을 간행하게 되었다. 이 책에서는 선수 재활(athletic rehabilitation) 및 스포츠 조절(sports conditioning)의 장면에서 PNF의 특히 우수한 점으로써 아래에 분류하여 설명하고 있다.

[스포츠 외상에 대해서]

스포츠 외상으로부터의 조기의 복귀를 향해서 외상부위 이외로부터 간접적으로 자극을 입력하는 "방산"의 사고방법은 PNF 이외는 볼 수 없다. 스포츠 외상의 조기 재활의 가능성에 대해서 소개하였다.

[스포츠 장애에 대해서]

신체운동 때 "오용 또는 과다사용증후군(misuse or overuse syndrome)" 중 특히, 오용을 방지하기 위해 신체의 균형이 잡힌 사용방법을 학습하는 수단으로써 PNF를 소개하였다. 특히 운동을 전신으로 확대하는 것으로부터 파악하는 필요성에 대해서 설명하였다.

[스포츠 조절에 대해서]

특히 워밍업에서는 PNF에 의해서 적정 각성수준을 유지할 수 있다. 특히 중력중심이 가해지는 방법, 운동이나 하중의 방향에 대한 사고방법을 제시하였다. 또한 수중에서의 "자유부영 위치에서의 대각선 · 나선의 전신운동"에 의해서 보다 걸맞은 전신운동을 학습하는 계기가 얻어진다는 것을 설명하였다.

위와 같이 이 책은 PNF의 임상응용 편으로써, 주로 스포츠 현장에서의 PNF를 다루고 있으나, 내용은 어디까지나 PNF의 철학에 기초한 임상경험의 소개가 중심이다. PNF 그 자체에 대해서는 "PNF 매뉴얼, 제2판"(2005년, 난코도)을 참고로 하기 바란다. 이 책이 매일의 임상에 몰두하고 경험을 쌓고 있는 여러분의 참고가 되기를 바라고 있다. 또한 PNF의 보다 나은 발전을 향해서 여러분으로부터 거듭나는 지적과 지도를 받을 수 있다면 이보다 다행한 일은 없다고 생각한다.

이 책을 간행함에 있어서, 이제까지 물리치료사로서 접하여 온 모든 환자 여러분, 그리고 스포츠에 몰두하는 여러분, PNF를 지도해주시고 활동을 따뜻하게 지켜봐주신 일본PNF 학회(PNFSJ)의 관계자 여러분에게 마음으로부터 감사드린다. 그리고 기획의 단계부터 격려를 받고 출판에 이르기까지 돌봐주신 난코도의 篠原滿 씨, 飯島純子 씨, 田島美尙 씨에게도 감사드린다.

2008년 10월

가쿠하리 히데키

목차

제1장 PNF와 촉진법

1 스포츠 PNF

A PNF라는 말과 스포츠 PNF

PNF란 proprioceptive neuromuscular facilitation의 약어이며, PNF기법은 "고유수용성신경근촉진법"이라 번역되어 있다. 그 정의는 "methods of promoting or hastening the response of the neuromuscular mechanism through stimulation of the proprioceptors(주로 고유수용기를 자극하는 것에 의해서 신경근육 기전의 반응을 촉진하는 방법)"이라 하고 있다[62]. 이것을 스포츠 PNF에 준거하여 다음과 같이 언급할 수 있다. "PNF는 훈련, 연습의 기본인 개별성의 원칙에 따라 개개인의 기능에 대응해서 심부감각을 주로 한 여러 가지의 감각자극을 입력하는 것에 의해서 운동신경원(motor neuron)의 흥분성을 변화시키는 조작법이다. 그리고 그 출력인 에너지 효율이 좋은 동작 패턴을 반복 연습시키는 기법이다. 그 결과 대상자의 동작 수행 (performance)은 향상되는 것이다"[32].

B PNF의 정의에 대한 해설

PNF의 정의는 앞선 설명과 같지만 더 자세한 설명은 다음과 같다.

P: proprioceptive(고유수용성의). 이 말은 proprioceptive sensation(고유감각), proprioceptive stimuli(고유수용성 자극) 등의 용어를 구성한다. 또한 proprioceptor는 고유수용체(기)이다. 고유수용기란 위치, 움직임, 힘의 감각의 수용기를 말하며, 관절주머니의 수용기 · 인대의 수용기 이외에 근방추 · 힘줄방추(건방추) · 관절 위의 피부의 움직임의 수용기를 가리킨다. 이들의 수용기를 자극하는 방법으로서, 관절의 견인 · 압축, 근육의 신장, 저항운동, PNF 운동시작 자세 등이 있다[62]. Sherrington에 의한 수용기의 분류를 표 1-1[33]에 나타내고, 고유수용기의 종류와 기능을 표 1-2[62]에 나타냈다.

N: 신경근육의 (neuromuscular). 이 말은 신경근육 접합부 (neuromuscular junction) 등의 용어를 구성한다. 신경근육 접합부는 운동신경원이 근섬유에 접합하여 정보를 전달하는

표 1-1 Sherrington에 의한 수용기의 분류

수용기	감각	기능
1. 외수용기	외계의 감각	지식
2. 내수용기	내장의 막연한 감각	기분, 정서(?)
3. 고유수용기	위치나 운동의 감각	운동감

(今井基次[33])

표 1-2 고유수용기의 종류와 기능

고유수용기의 종류	기능
1. Ruffini종말(관절주머니)	운동방향과 속도의 검출
2. 근육(근방추)	수동적 신장에 의한 근육긴장의 검출
3. 힘줄(힘줄방추)	수동적 신장 및 수축에 의한 근육긴장의 검출
4. Pacini소체(인대)	가속도의 검출

(柳澤健 외[62]에서 변경)

부분이다. 작은 틈새가 신경세포를 근육으로부터 분리한다. 이 틈새에서는 아세틸콜린과 같은 신경전달물질에 의해서 전달이 일어난다[9].

F: facilitation(촉진). 정의는 (1) 2회 연속하여 자극을 줄 때, 두 번째의 자극의 효과가 단독으로 줄 때보다도 커지는 것(시간적 촉진)이나, 경로를 달리하여 작용하는 것(공간적 촉진), (2) 자극에 대해서 반응이 나타나기 어려운 경우, 그 자극과는 직접 관계가 없는 조작에 의해서 나타나기 쉽게 하는 것[58].

위에 내용을 갖고 PNF(proprioceptive neuromuscular facilitation) 즉, "고유수용성신경근촉진법"의 정의(주로 고유수용기를 자극하는 것에 의해서 신경근육 기전의 반응을 촉진하는 방법)를 이해하기 바란다.

C PNF의 역사와 최근에 있어서의 활용

PNF의 발상은 주로 폴리오(poliomyelitis) 후유증 환자의 치료방법의 하나로서 1940년대에 개발에 착수되고, 1950년대에 "대각선/나선운동 diagonal and spiral pattern"으로서 확인되었다. 이것은 집합운동(mass movement pattern)에 관여하는 근육군에 효과적인 신장을 가하여, 근방추를 자극해서 촉진현상을 발생시키는 결과로서 일어나는 것이 밝혀진 결과이

다. 촉진 패턴은 Gellhorn의 연구와 Kabat 등의 치밀한 관찰에 의한 것으로 에너지 효율이 좋은 작업동작, 스포츠의 동작분석과 근육의 해부학적 확인작업의 결과에 의한 것이다[34, 36].

현재는 Kabat나 Knott, Voss의 흐름을 받아서, 미국 캘리포니아주에 있는 카이저 병원(Kaiser Foundation Rehabilitation Center)에서 연수 시스템이 채택되고 있다. 물리치료사(physical therapist: PT)를 주된 대상으로 하여 강습회가 개최되고 있기 때문에 PT를 중심으로 [일부 작업치료사 occupational therapist (OT)도 존재한다] 기술이 전승되어와 있다.

그리고 약 60년을 거쳐, 현재는 척수병증의 질환에 그치는 것이 아니라 중추신경질환, 말초신경질환, 스포츠 상해 등도 그 치료대상이 되고, 폭넓은 분야에서 활용되고 있다[10, 56, 62].

일본에서도 연수를 받은 물리치료사(PT)가 중심이 되어 1994년에 일본PNF연구회[이후 2005년부터 일본 PNF학회; Propriceptive Neuromuscular Facilitation Society of Japan(PNFSJ)]를 조직하여 "EBPT를 지향한 학술 연구"와 "임상에 도움이 되는 강습회"를 목표로 하여 활동하고 있다. (EBPT: evidence-based physical therapy, 근거에 기초한 물리치료).

D 스포츠와 PNF

PNF가 스포츠 관계자의 주의를 끈 것은 1980년대에 미국의 스포츠 계에서 운동경기 트레이너(athletic trainer: AT)가 PNF의 이완기법(relaxation technique)의 몇 가지를 스포츠 현장에서의 "신장(stretching)"에 응용한 것에 비롯된다. 그러나 이들은 "환자(대상자)의 근육출력에 대해서 치료사(운동경기 트레이너)가 저항을 사용하는" 것이었으나, 주로 길항근군의 억제를 제거하는 것에 의해서 일시적으로 관절가동범위를 확대하는 방법이 주체이다[26, 28, 29, 37, 46].

따라서 이러한 사용방법에서는 일시적인 이완 및 수동적 관절가동범위는 획득할 수 있으나, "동작의 원활한 수행"이라는 관점에서부터는 오히려 "주동근의 활동이 억제된 상태"를 만들어버리게 된다. 즉, 리바운드(rebound) 현상에 의해서 신체동작의 수행 그 자체를 억제해버려, 활동성이 저하하는 결과로서 "상해의 리스크 감소"라는 원래의 목적과는 반대의 현상이 일어나고 있는 것이다. 따라서 환자(운동선수)의 근육출력에 대해서 저항을 사용한다는 방법은 PNF의 목적인 "각성수준을 향상시키는" 것과는 다른 방법이 되어버린다.

그래서 필자는 이제까지 스포츠 분야에 대한 응용으로서 "스포츠 PNF"를 제창하여 왔다. 스포츠 PNF는 "스포츠 상해(외상 · 장애)의 운동치료의 하나의 수단으로서" 사용되는 이외에, 그 원리를 응용해서 "스포츠 조절(sports conditioning)"의 특히, "신체면"의 조절 아이디어로서도 활용되고 있다[11~14, 16, 25].

E 스포츠 PNF에서 치료사로서의 도달목표

치료사로서 PNF를 사용하여 접근해가기 위해 스텝 업(step up) 순서로서 아래에 나타내는 단계를 열거할 수 있다.

제1단계 (stage Ⅰ): 스포츠 외상 후의 재활에서의 운동치료 중에서 PNF를 사용할 수 있다.

제2단계 (stage Ⅱ): 상기의 것에 더해서 오용의 축적에 의한 스포츠 장애에 대한 운동치료로서 PNF를 사용할 수 있다.

제3단계-a (stage Ⅲ-a): 상기의 것에 더해서 스포츠 조절로서 PNF를 활용해서 최적의 조절상태에 기여할 수 있다.

제3단계-b (stage Ⅲ-b): 상기의 것에 더해서 수중운동치료 중에서 PNF를 사용할 수 있다.

PNF를 최대한 이용해서 반응을 촉진해가기 위해서는 어떠한 질환이나 장애를 가진 경우의 재활일지라도, 운동선수를 대상으로 한 스포츠 조절의 경우일지라도, 기본적으로는 아무런 변화가 없다. 포인트는 높은 수준의 기술의 습득, 그것을 이용하는 치료사의 접근에 대한 철학(philosophy)과 치료사의 인간성이 요구된다. 기술의 면에서는 기본기법을 습득한 다음에 특수기법을 구사해서 대응에 임할 뿐이다. 즉, "대상"과 "사용하는 장면"이 다를 뿐이다.

이 책은 이제까지의 PNF의 임상에서 활동 특히, 스포츠 장면에서의 축적 성과를 저술한 것이다. PNF의 정확한 터득을 위해서는 일본 PNF학회가 강습회에서 교재로서 사용하고 있는 "PNF 매뉴얼, 제2판"[62)]을 참고하기 바란다.

2 촉진법

A 물리치료에서 촉진법의 자리매김

촉진법(facilitation techniques)은 주로 재활의학의 영역에서 물리치료의 하나의 수단으로서 사용되는 일이 많다.

물리치료의 그 자체의 기본이념에 대해서 생각해보면[44)]

① 생체 (외수용기, 내수용기, 고유수용기)와 환경의 접점에 조작을 가한다.

② 생체의 조직에 손상을 주지 않는 범위에서 충분한 양의 물리적인 자극을 준다.

③ 생체에 생리적인 반응을 일으키게 한다.

이상의 3가지가 기초가 되어 다양한 접근이 사용되고 있다.

그 안에서 사용되고 있는 촉진(facilitation)은 별명 "신경생리학적 접근"이라고도 불리지만, PNF를 비롯한 촉진의 공통점으로서:

① 중추신경계의 활동의 촉진이나 억제를 위해 감각입력에 조작을 가한다.
② 개개의 근육이나 관절의 운동보다도 전신의 협동성이 있는 운동(패턴 운동)의 회복 · 치료에 중점을 둔다.
③ 신경생리학적 개념을 응용한다.
④ 심리학, 특히 조건부여, 반복, 강화, 응답의 일반화 등의 학습의 이론을 응용한다.
⑤ 치료를 연속된 변화의 과정으로서 파악한다.

등을 열거할 수 있다[44, 45, 57].

B 촉진법의 분류와 PNF

촉진법은 크게 두 가지로 나뉜다 (표 1−3)[45, 49].

PNF는 표 1−3에 나타낸 A 그룹에 속하고 있기 때문에, 말초성 · 중추성 운동마비에 그치지 않고 운동기능 장애 전반에 적응이 있다고 한다. 따라서 병적 상태의 개선에 그치지 않고 신경생리학적으로도 "정상적 기능을 촉진하고 결과적으로 각성수준을 향상시키는" 것이 가능해지는 것이다.

PNF는 스포츠에 의한 다양한 상해 (외상 · 장애 모두)에 효과가 있을 뿐만 아니라, "에너지 효율이 좋은 동작 패턴을 반복 연습시키는 기법"이기 때문에 스포츠 조절에서도 "보유하는 기능에 의한 범위에서 높은 수준에서 기능 창출" 가능성이 있는 것이라 생각된다.

표 1−3 촉진법의 분류

[A 그룹] 원래 정상적인 중추신경계의 운동 지배의 법칙성이 기초가 되는 방법의 그룹 ↓ 병적 증상만이 아니라, 정상적 기능을 가진 "인간"에게도 이용이 가능하다
[B 그룹] 병적 임상증상의 개선을 신경생리학적으로 이론을 부여한 방법의 그룹 ↓ 증상에 상응한 적응은 높지만, 정상적 기능에 대한 효과는 현 단계에서 불명확?

(中村隆一[45], 齋藤宏[49]에 따름)

C 촉진법에 대한 비판과 PNF

촉진법 전반에 대해서도 비판은 있다[49]. 확실히 임상증상의 즉시적 변화만을 파악하여 "치료효과 있음"이라 판단하거나, 또는 이론이 선행하여 실제의 치료성과가 인지되지 않는 것도 현실에 존재한다고 말하지 않을 수 없다.

그러나 PNF를 정확히 사용하는 것은 EBM(evidence-based medicine, 근거에 기초한 치료)에 응할 수 있는 EBPT로서의 치료기법이고, "art"동시에 "science"라고도 말할 수 있다[2, 31, 62].

촉진법 전반에 대한 비판에 대해서 PNF의 특징을 대비해서 검토함으로써 PNF의 효과성을 강조하고 싶다.

① 치료기법의 모두가 신경생리학적으로 해명되어 있지 않고 이론적 배경을 이해하기 어려운 것이 존재한다.

→ PNF가 가장 이론적 배경이 검증되어 있고, 지금도 일본PNF학회(PNFSJ)의 학술 집회 및 기관 "PNF 리서치" 등을 통해서 효과성의 논증이 계속되고 있다.

② 동물의 실험적인 신경생리학을 인간의 중추신경질환환자에게 응용한 예가 많고 임상적 사실에 맞지 않는 일이 있다.

→ PNF의 효과성의 논증은 건강한 사람을 대상으로 하여 생리학적 사실에 기초한 논증이 이루어져 있으며 현재도 일본PNF학회 학술 집회 및 기관 등에서 기초연구 및 임상연구에 대해서 EBPT에 기초한 새로운 식견이 축적되어가고 있다.

③ 적응이 되는 질환, 질병의 종류나 치료의 목적이 정연하지 않다.

→ PNF에서는 특유의 패턴 운동에 집약되어 있고 중추신경질환 환자에서부터 정형외과질환, 그리고 운동선수까지 그 적응과 금기가 언급되어 있다.

④ 기법이 복잡 · 번잡하여 터득이 용이하지 않다.

→ 일본 PNF학회 (PNFSJ)에서는 PNF의 강습회로서 초급 코스 (30시간), 중급 코스 (30시간), 상급 코스 (30시간), 연 90시간의 강습회를 기획하여 "EBPT에 기초한 임상에 도움이 되는 강습"을 목적으로 PNF의 보급에 노력하고 있다. 또한 각지에서 연수회도 기획되어 수준향상의 역활을 담당하고 있다.

⑤ 노력과 시간이 걸리는 것에 비하면 효과가 적어, 훈련의 양의 확보가 곤란한 일이 있다.

→ PNF가 도수치료인 이상은 치료사와 대상자의 양호한 인간관계가 성립되지 않으면 바람직한 효과는 얻을 수 없다. "PNF 자체에 객관적인 효과판정이 이루어져 있다는 것"과 "일본에서의 의료경제효율"을 나눠서 검토할 필요가 있다. 따라서 이것은 내용의 문제가 아니라, 논점의 차이의 문제이다.

⑥ 치료효과의 지속시간이 짧은 것이 있어, 반영구적이 아니면 치료효과가 있었다고는 말할 수 없다.

→ PNF의 이제까지의 효과성 논증에 있어서 확실히 즉시효과에 대해서 연구되어 있는 것이 많다는 것은 사실이다. 그러나 외과적인 수술치료 등과는 접근방법이 애당초 다른 "도수치료"이다. 즉시효과의 축적이 치료효과의 지속으로 연결되는 것이라는 가설로부터 연구가 진행되고 있다.

⑦ 환부 쪽 팔다리의 치료방법만이 언급되고 건강한 쪽 팔다리를 잊고 있는 일이 있다.

→ PNF에서는 이 지적은 합당하지 않다. 그 이유는 건강한 쪽 팔다리로부터의 강력한 요소를 이용하여 "방산(irradiation)"을 목표로 하여 접근하기 때문이다. 또한 다른 촉진법에서 볼 수 없는 "간접적 접근(indirect approach)"이 이용되고 있는 것이다. PNF는 "인간의 움직임을 전체적으로 파악하고 있는" 것이다.

제2장 PNF의 이론적 근거와 PNF 기법

1 PNF의 이론적 근거-PNF의 촉진 요소

PNF에 있어서 반응을 촉진하는 요소는 나카무라 및 야나자와 등의 연구 활동[45, 62]에 의해서 현재는 11항목으로 요약되어 있다 (표 2-1)[62].

표 2-1 촉진의 요소와 기대되는 효과

촉진의 요소	기대되는 효과
1. PNF 운동패턴	근육수축력의 증대 · 반응시간의 단축 · 가속도의 증대
2. 근육의 신장	근육수축력의 증대 · 유연성의 개선
3. 관절의 견인	근육수축력의 증대 · 가동범위의 증대
4. 관절의 압축	근육수축력의 증대
5. 저항	근육수축력의 증대 · 유연성의 개선
6. 방산과 강화	근육수축력의 증대
7. 정상적인 타이밍	협동성의 개선
8. 수동운동, 능동보조운동	협동성의 개선
9. 도수접촉(피부자극)	근육수축력의 증대
10. 구두지시(청각자극)	근육수축력의 증대
11. 시각자극	협동성의 개선

(柳澤健 외[62]에서부터 변경)

A PNF 운동패턴

[기대되는 효과] 근육수축력의 증대 · 반응시간의 단축 · 가속도의 증대

PNF는 다른 운동치료에서는 볼 수 없는 특유의 운동패턴을 사용하는 것이 특징이다. 이 PNF 운동패턴은 "대각선 · 나선운동"으로 집약되는 복합운동이다.

팔다리의 PNF에서는 팔(어깨관절) · 다리(엉덩관절)에 각각 네 가지의 운동패턴(팔: "굽힘-모음-가쪽돌림", "폄-벌림-안쪽돌림", "굽힘-벌림-가쪽돌림", "폄-모음-안쪽돌림", 다리: "굽힘-모음-가쪽돌림", "폄-벌림-안쪽돌림", "굽힘-벌림-안쪽돌림", "폄-모음-가쪽돌림)이 있고, 중간관절인 팔꿈치 및 무릎관절의 "움직임이 없는 패턴", "굽힘을 동반하는 패턴", 및 "폄을 동반하는 패턴"의 3가지가 있다.

관상면에서부터 PNF의 기본패턴을 보면, 그 움직임의 목표는 팔의 패턴에서는 팔꿈치머리가 겨드랑선상으로부터 정중선상으로, 또는 그 반대로 정중선상에서부터 겨드랑선상으

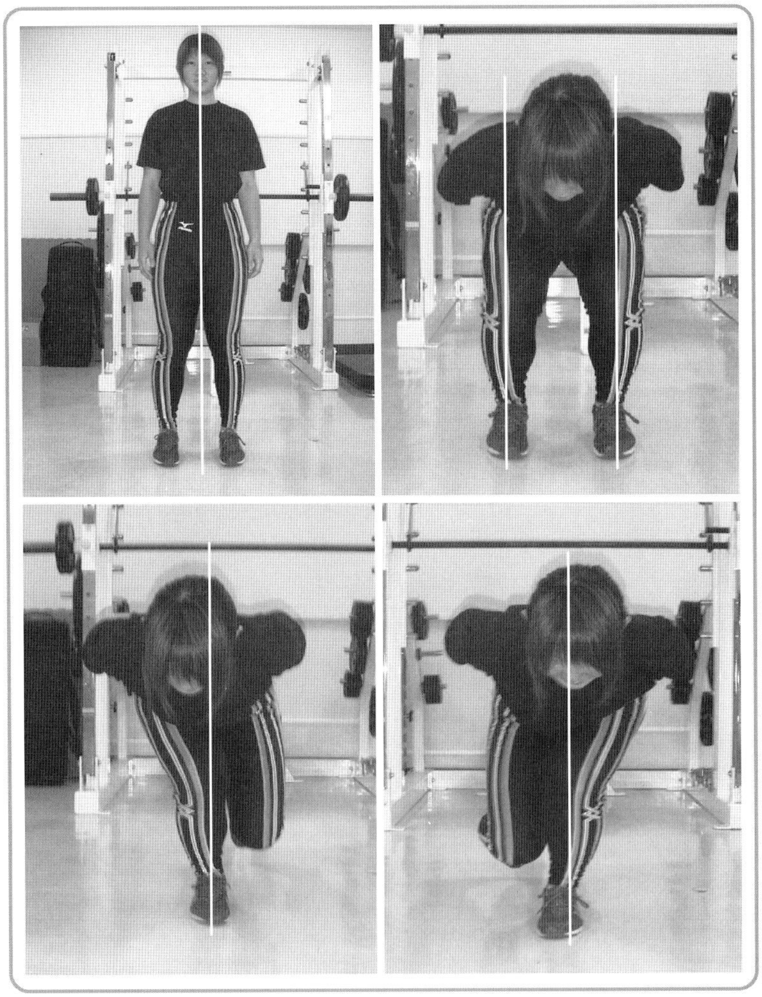

그림 2-1 정중선과 겨드랑선

오른쪽 위의 사진의 2번째의 선이 겨드랑선이고, 그 밖의 사진 안의 선이 정중선이다.

로 이동하는 것을 목표로 하면 좋다. 또한 다리의 패턴도 마찬가지로 무릎뼈가 정중선상에서부터 겨드랑선상으로, 또는 겨드랑선상에서부터 정중선상으로 이동한다고 생각해두면 이해하기 쉽다 (그림 2-1).

또한 그 경우에 "봉우리(견봉)"와 "위앞엉덩뼈가시(상전장골극)"를 기준으로 하여 운동을 생각해갈 필요가 있다 (그림 2-2).

시상면상의 움직임에 관해서는 어깨뼈와 골반의 움직임에 주목한다. 즉, 어깨뼈 및 골반의 올림 방향은 1시(11시) 방향으로, 마찬가지로 내림 방향은 7시(5시) 방향을 대략적인 목표로 하면 좋다 (그림 2-3).

그러나 성별, 체형, 관절가동범위, 통증의 유무, 기타의 조건에 따라 미묘하게 달라진다. 어디까지나 "원활하게 3차원적 복합운동을 수행할 수 있을 것"을 첫째 조건으로 접근하는

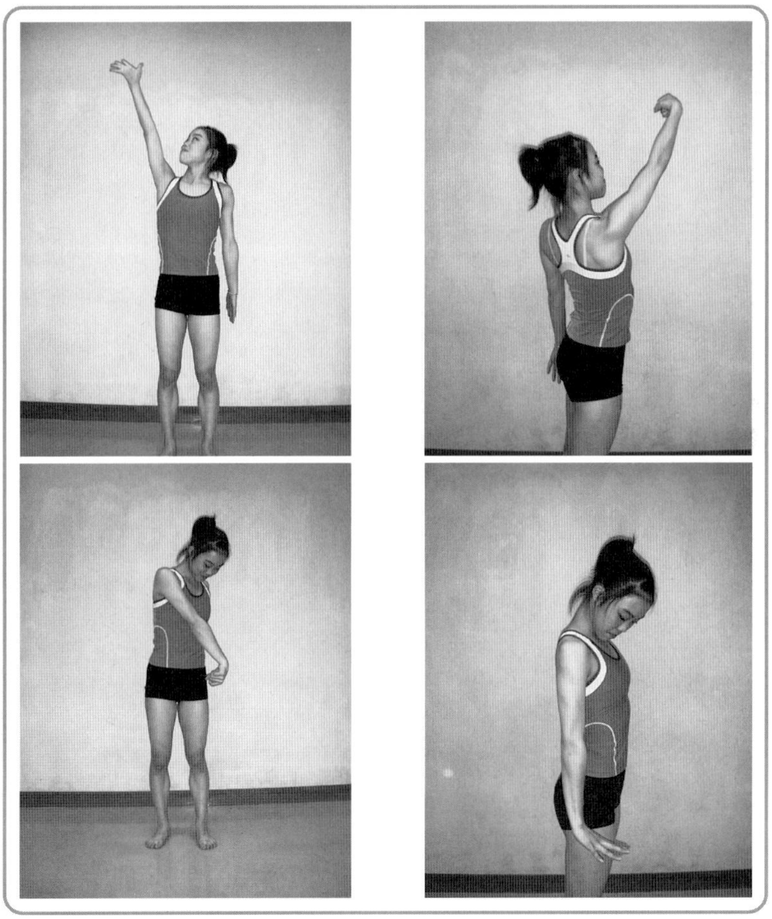

그림 2-2 관상면상 · 시상면상의 움직임

봉우리(어깨뼈)와 위앞엉덩뼈가시(골반)를 기준으로 한다.

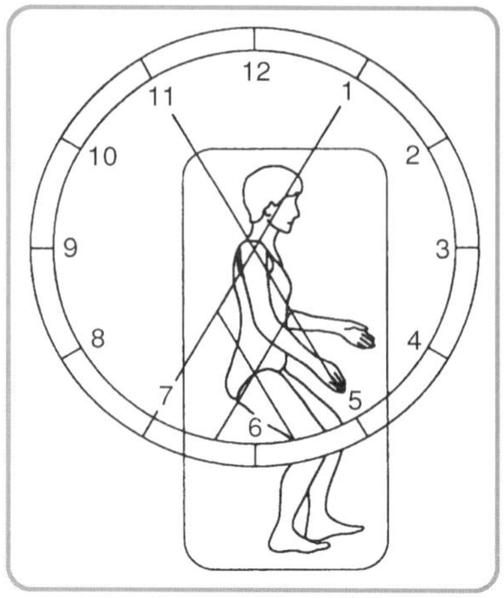

그림 2-3 어깨뼈 · 골반의 움직임

대각선 방향(1시−7시, 11시−5시)을 목표로 한다.

(Adler SS외[1])

관점이 필요하다.

1 목 패턴

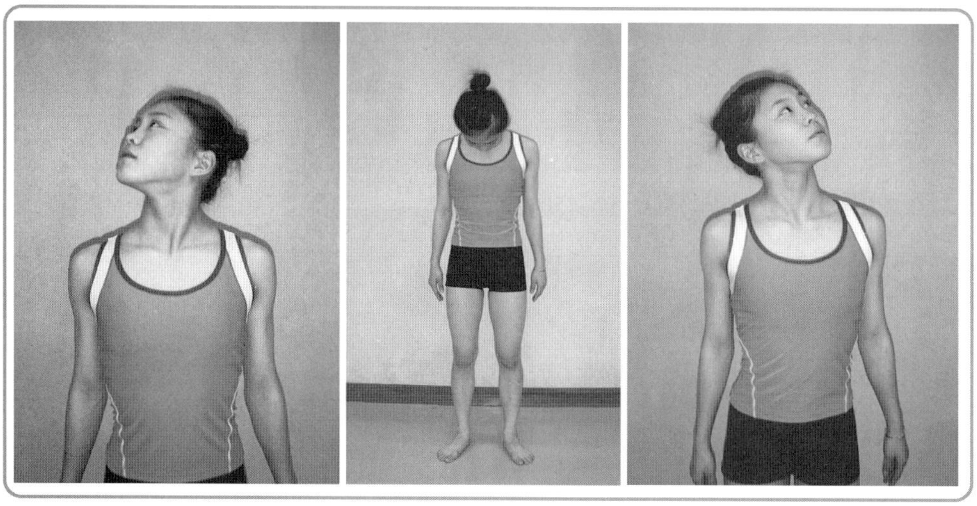

그림 2-4 목 패턴

"목 패턴"의 움직임 (그림 2-4). 내려다본 상태에서부터 한쪽의 어깨너머로 올려다보는 상태로, 그리고 다시 내려다보고, 또한 다른 쪽의 어깨너머로 올려다보도록 한다.

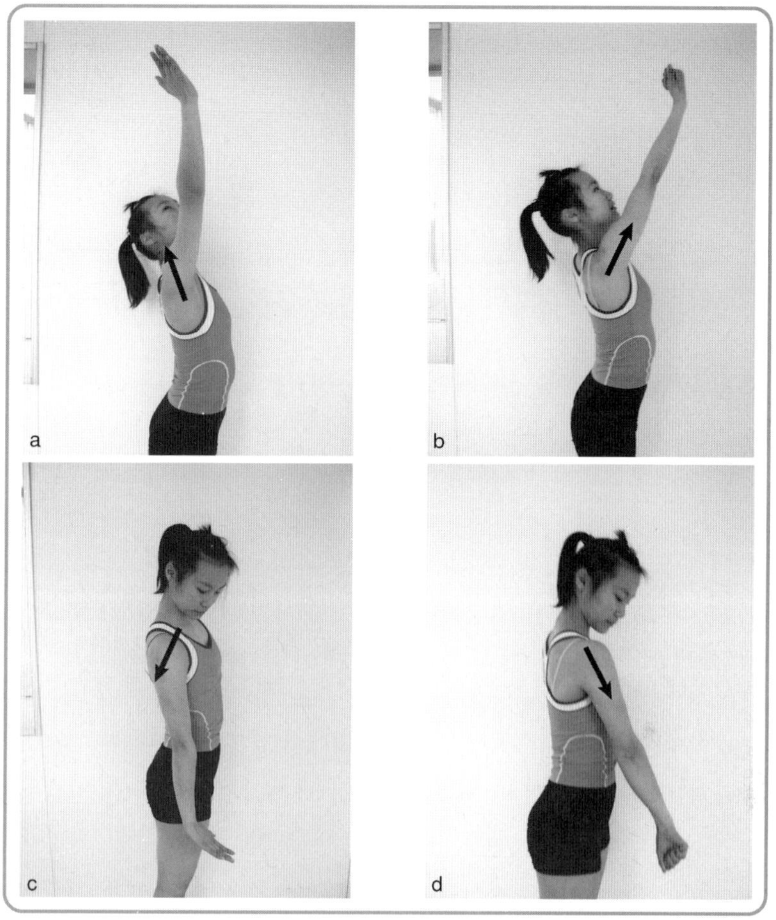

그림 2-5 어깨뼈 패턴

a: 뒤쪽 올림, b: 앞쪽 올림, c: 뒤쪽 내림, d: 앞쪽 내림

2 어깨뼈 패턴

"어깨뼈 패턴"의 움직임 (그림 2-5).

3 팔 패턴

① "팔의 한쪽성 패턴"의 움직임 (그림 2-6)

② "팔의 양쪽성 패턴"의 움직임

"팔의 양쪽성 팔꿈치 똑바로 뻗은 패턴" (그림 2-7)

i) 양쪽성 대칭성 패턴

ii) 양쪽성 비대칭성 패턴

iii) 양쪽성 상반성 패턴

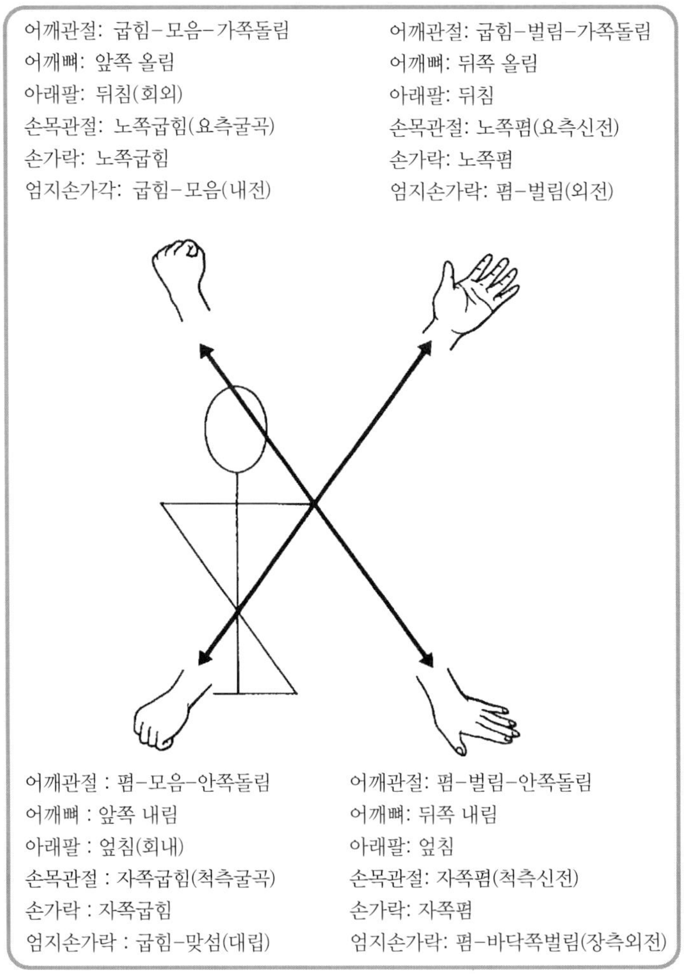

그림 2-6 팔의 한쪽성 패턴 (기본패턴) (Adler SS외[1]에서부터 변경)

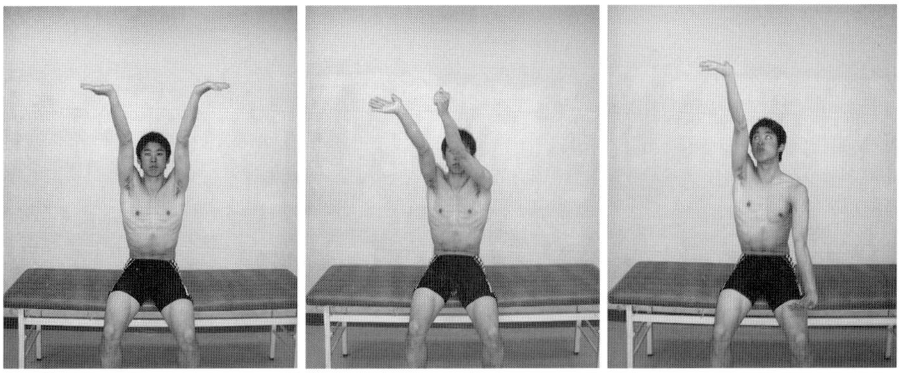

대칭성
동시에 같은 대각선
운동을 시행한다.

비대칭성
동시에 다른 대각선
운동을 시행한다.

상반성
동시에 서로 마주하는 방향으로
운동을 시행한다.

그림 2-7 팔의 양쪽성 팔꿈치 똑바로 뻗음 패턴

4 몸통상부 패턴

"몸통상부 패턴"(양쪽성 비대칭 패턴)의 움직임

① 굽힘(chopping) 패턴 (그림 2-8). 유도 팔(이 경우는 오른쪽 팔)의 폄-벌림-안쪽돌림, 다른 쪽 팔(좌)의 굽힘-모음-가쪽돌림의 조합 패턴.

② 들기(lifting) 패턴 (그림 2-9). 유도 팔(이 경우는 오른쪽 팔)의 폄-벌림-안쪽돌림, 다른 쪽 팔(좌)의 폄-모음-안쪽돌림의 조합 패턴.

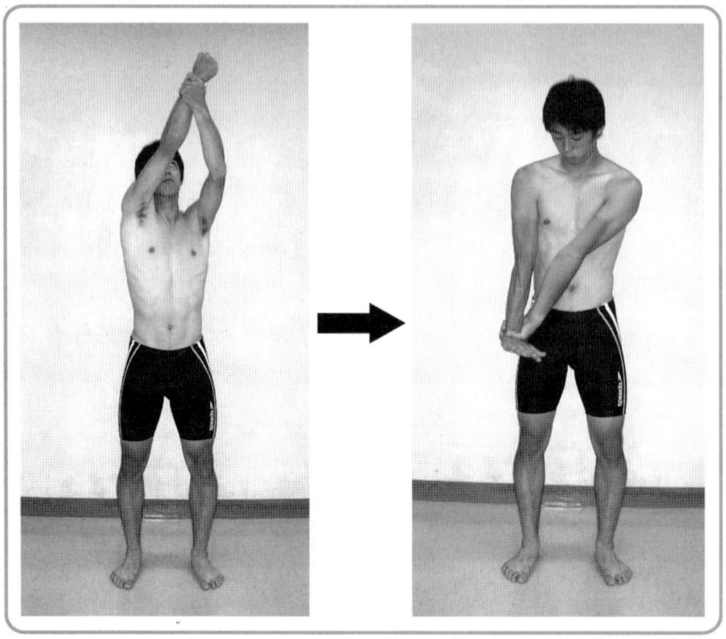

그림 2-8 chopping 패턴

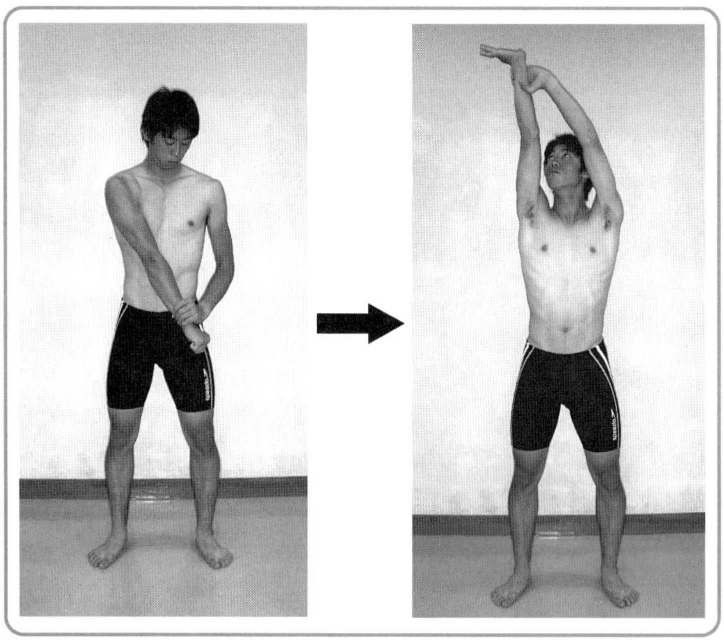

그림 2-9 lifting 패턴

5 골반 패턴

"골반 패턴"의 움직임 (그림 2-10)

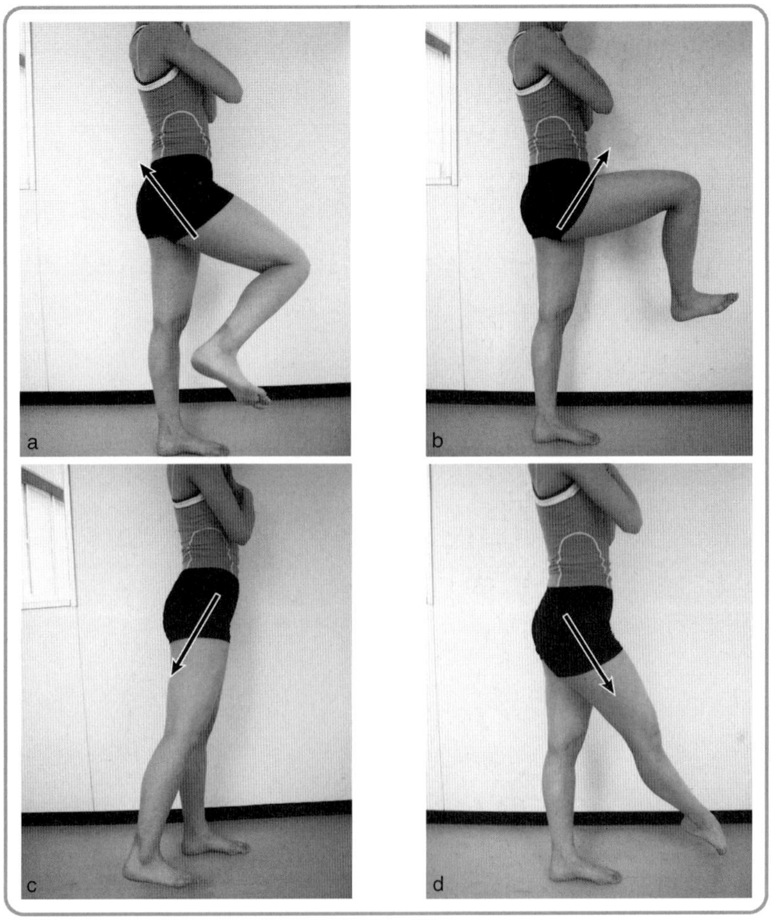

그림 2-10 골반 패턴

a: 뒤쪽 올림, b: 앞쪽 올림, c: 뒤쪽 내림, d: 앞쪽 내림

6 다리 패턴

① "다리 한쪽성 패턴"의 움직임 (그림 2-11a, b)

② "다리 양쪽성 패턴"의 움직임 (그림 2-12)

a) 양쪽성 대칭성 패턴

i) 양쪽성 대칭성 굽힘 패턴

ii) 양쪽성 대칭성 폄 패턴

b) 양쪽성 비대칭성 패턴

c) 양쪽성 상반성 패턴

한쪽의 무릎관절 폄을 동반하는 굽힘-벌림-안쪽돌림과 다른 쪽의 무릎관절 굽힘을 동반하는 폄-모음-가쪽돌림의 조합 패턴

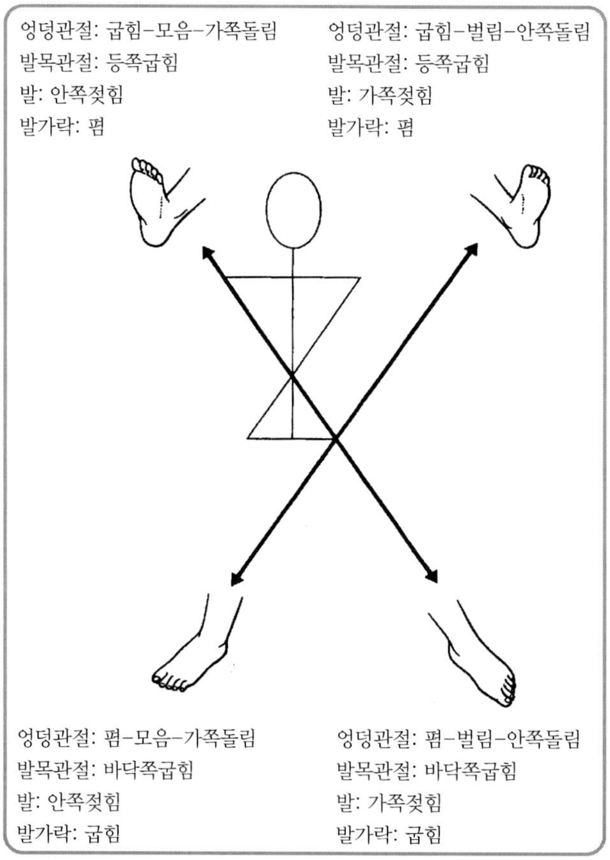

그림 2-11a 다리 한쪽성 패턴 (기본패턴)

(Adler SS외[1]에서부터 변경)

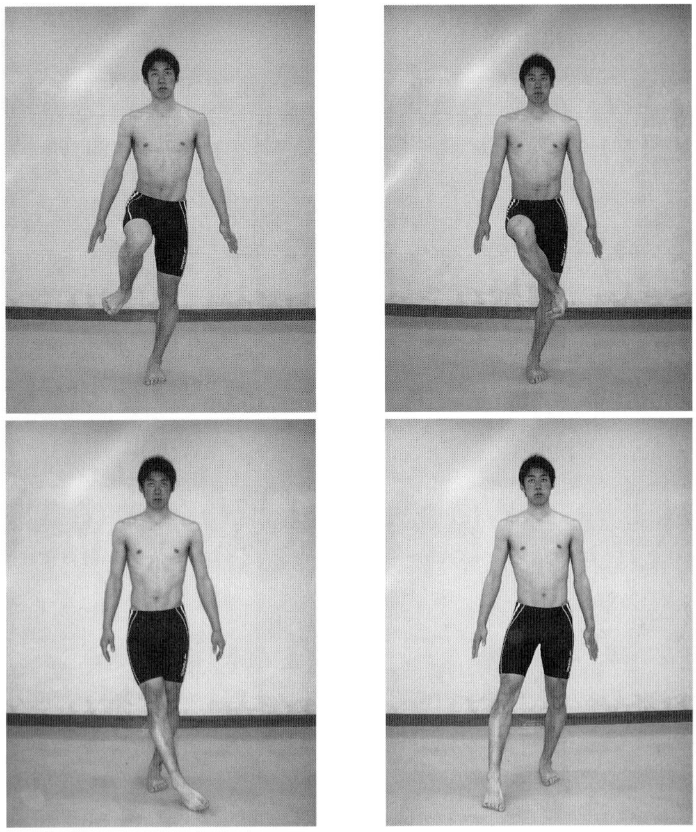

그림 2-11b 다리 한쪽성 패턴

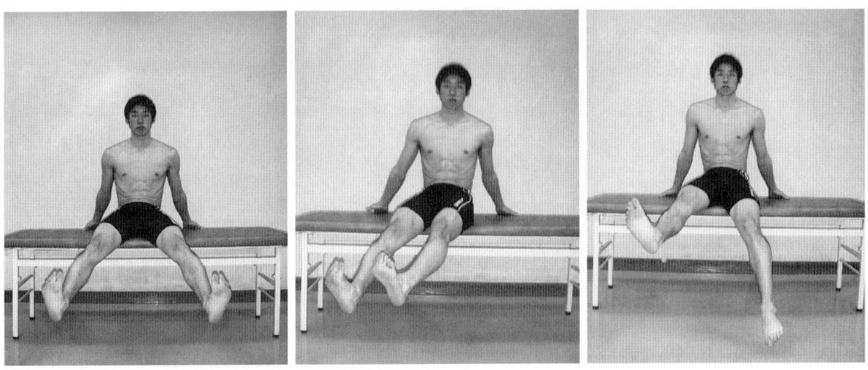

대칭성	비대칭성	상반성
동시에 같은 대각선 운동을 시행한다.	동시에 다른 대각선 운동을 시행한다.	동시에 서로 마주하는 방향으로 운동을 시행한다.

그림 2-12 다리 양쪽성 패턴

7 몸통하부 패턴

"몸통하부 패턴"(양쪽성 비대칭 패턴)의 움직임

① 몸통하부의 굽힘 패턴(무릎의 굽힘을 동반하는 패턴): 굽힘-모음-가쪽돌림과 굽힘-벌림-안쪽돌림의 조합 (그림 2-13)

② 몸통하부의 폄 패턴(무릎의 폄을 동반하는 패턴): 폄-벌림-안쪽돌림과 폄-모음-가쪽돌림의 조합 (그림 2-14)

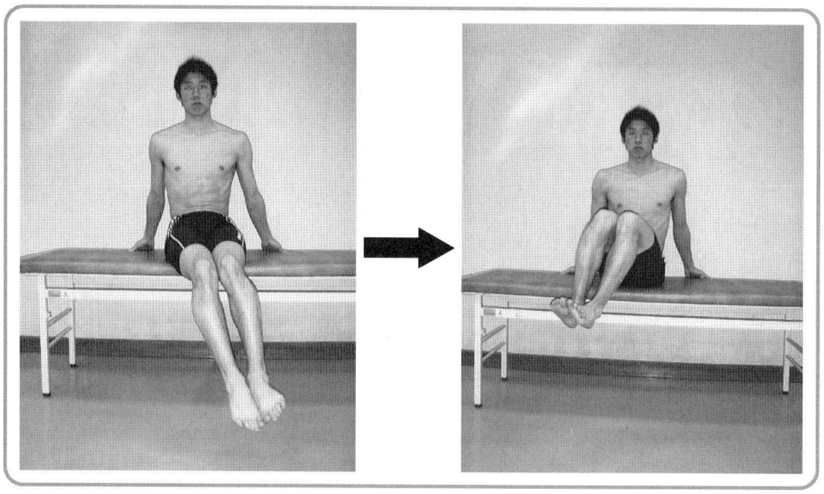

그림 2-13 몸통하부의 굽힘 패턴

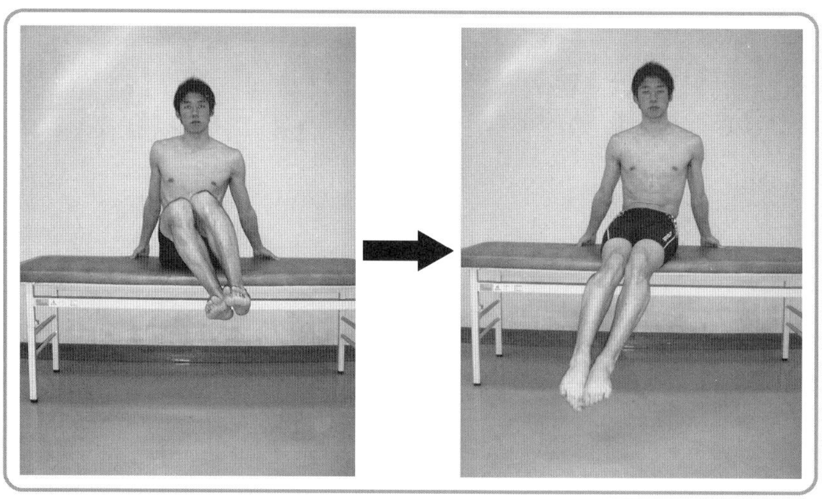

그림 2-14 몸통하부의 폄 패턴

8 조합 패턴

① 어깨뼈와 골반의 조합 패턴

i) 어깨뼈의 앞쪽내림-골반의 뒤쪽올림의 조합 (mass-flexion pattern) (그림 2-15)

ii) 어깨뼈의 뒤쪽올림-골반의 뒤쪽내림의 조합 (mass-extension pattern) (그림 2-16)

iii) 어깨뼈의 뒤쪽내림-골반의 앞쪽올림의 조합 (그림 2-17)

iv) 어깨뼈의 앞쪽올림-골반의 뒤쪽내림의 조합 (그림 2-18)

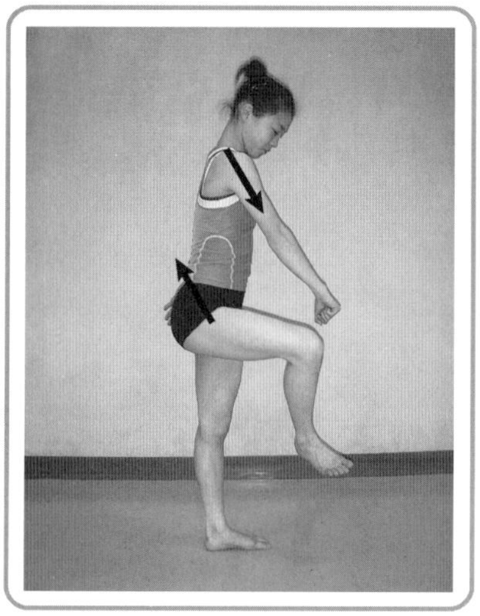

그림 2-15 어깨뼈의 앞쪽내림-골반의 뒤쪽올림의 조합

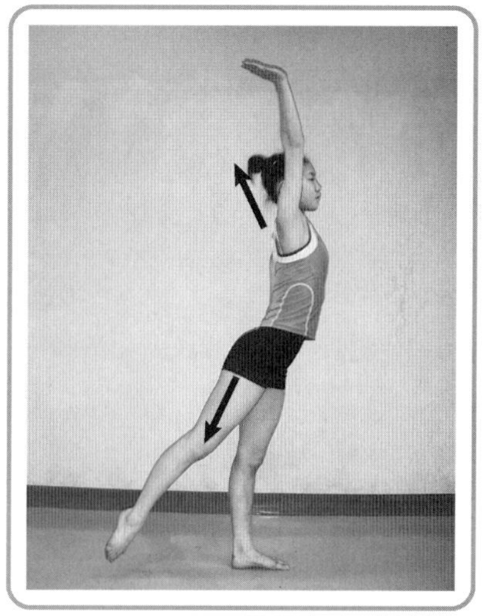

그림 2-16 어깨뼈의 뒤쪽올림-골반의 뒤쪽내림의 조합

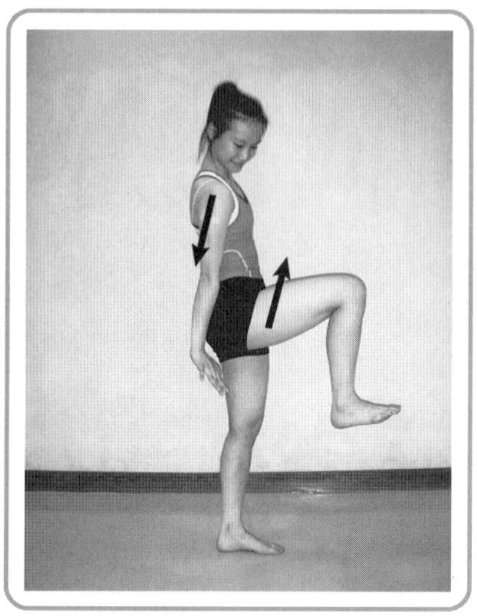

그림 2-17 어깨뼈의 뒤쪽내림-골반의 앞쪽올림의 조합

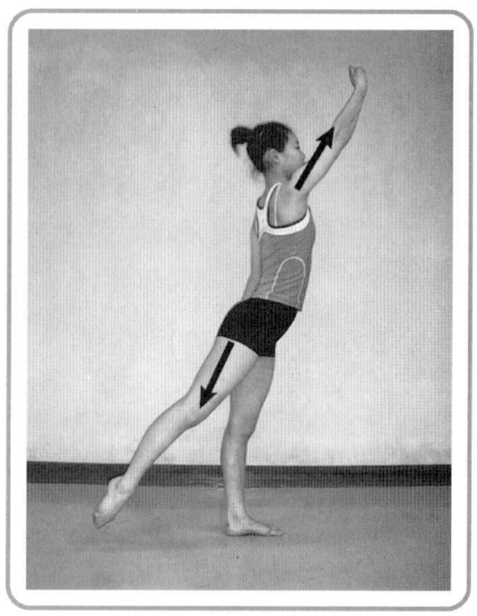

그림 2-18 어깨뼈의 앞쪽올림-골반의 뒤쪽내림의 조합

② 팔 · 다리의 조합 패턴

i) 한쪽 팔의 굽힘–벌림–가쪽돌림과 반대쪽 다리의 폄–벌림–안쪽돌림 패턴 (그림 2–19)

ii) 한쪽 팔의 폄–모음–안쪽돌림과 반대쪽 다리의 굽힘–모음–가쪽돌림 패턴 (그림 2–20)

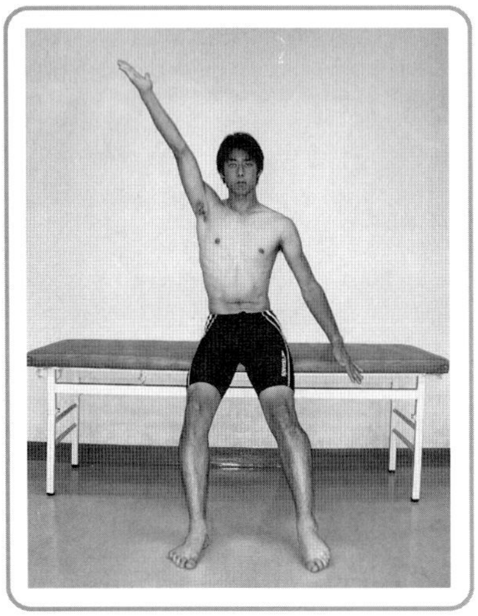

그림 2–19 한쪽 팔의 굽힘–벌림–가쪽돌림과 반대쪽 다리의 폄–벌림–안쪽돌림 패턴

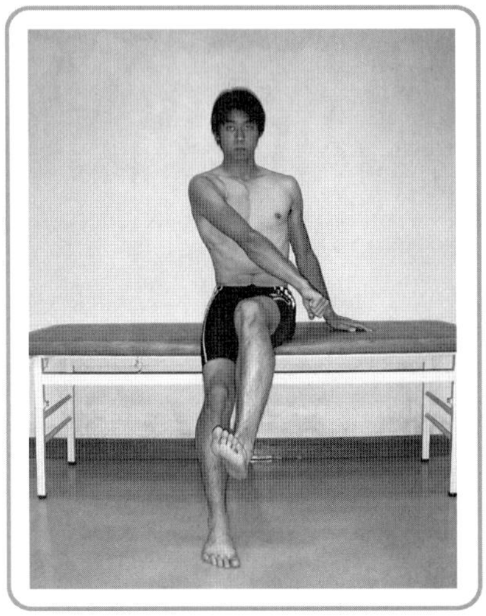

그림 2–20 한쪽 팔의 폄–모음–안쪽돌림과 반대쪽 다리의 굽힘–모음–가쪽돌림 패턴

B PNF 패턴 이외의 촉진 요소

1 근육의 신장

[기대되는 효과] 근육수축력의 증대 · 유연성의 개선

근육을 수동적으로 신장 (stretch)하면 근육수축이 용이해진다. 이것은 근육을 신장함으로써 근육방추도 신장되어 Ⅰa섬유에 흥분성의 자극전도를 용이하게 하기 때문이다. 근육 신장의 자극은 신장된 동일한 근육만이 아니라 주위의 근육도 촉진된다는 것이 밝혀졌다. 예컨대, 엉덩관절근육군과 앞정강근(전경골근)을 동시에 신장하면, 이들 근육군의 흥분성은 강화되어 몸통의 근육에까지 흥분이 방산된다는 것이 보고가 되어있다[1].

2 관절의 견인

[기대되는 효과] 근육수축력의 증대 · 가동범위의 증대

관절의 견인 (joint traction)은 관절운동을 원활하게 한다. 이 기법은 PNF 패턴운동을 시작할 때나 운동 중에 관절의 견인조작을 가하는 것 등에 사용된다. 이 조작은 팔의 패턴 모두와 엉덩관절을 굽히는 다리 패턴에 사용된다.

관절의 견인은 관절 내의 수용기를 자극하고 수의적 수축력을 증대시키는 효과가 있다.

3 관절의 압축

[기대되는 효과] 근육수축력의 증대

관절의 압축 (joint approximation)이란 치료사의 외력에 의해서 팔다리 또는 몸통의 근위 뼈와 원위 뼈의 거리를 뼈의 장축방향을 따라서 단축시키는 것이다.

관절의 압축은 견인조작과 마찬가지로 관절 내의 수용기를 자극하여 근육수축력을 높이고 관절의 안정성 증대를 기대할 수 있다. 이 조작은 주로 엉덩관절이 펴지는 다리 패턴에서 사용되는 일이 많다.

4 저항 (p35 참조)

[기대되는 효과] 근육수축력의 증대 · 유연성의 개선

PNF 운동패턴에서 저항운동을 사용한다. 저항(resistance)은 "최대저항"으로서 사용되지만, 이것은 치료사가 자신이 낼 수 있는 "최대저항"이 아니라 "환자(운동선수) 자신이 수의적으로 낼 수 있는 힘에 대한 최대저항"이라는 것에 유의해야 한다.

운동에 대한 저항을 가하는 방법으로서 팔꿉관절 굽힘이나 무릎관절 폄에서는 가동범위의 중간 1/3이 가장 강해지는 것 같은 저항을 가한다. 운동시작의 초기에 강한 저항을 가하면, 원활한 운동을 저해하게 되므로 주의가 필요하다 (그림 2-21). 그 기초로서 관절각도와 근육 토크 (torque)의 관계를 이해하는 것이 중요하다.

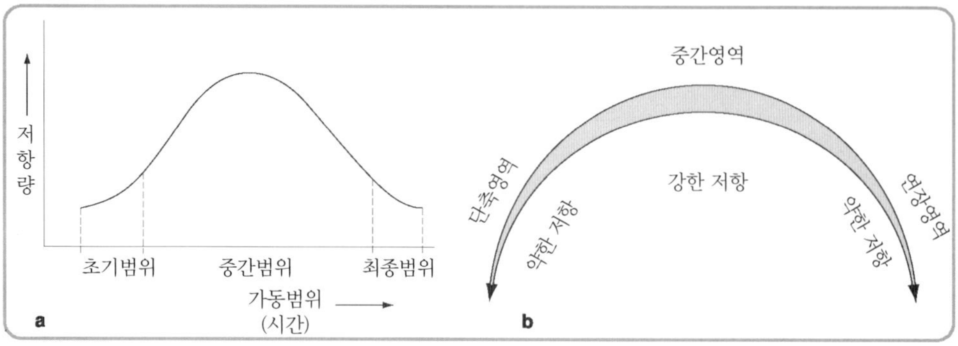

그림 2-21 저항을 가하는 방법

a: 저항량과 가동범위와의 관계. b: 운동패턴과 저항을 가하는 방법과의 관계

[a는 今井基次[33], b는 中村隆一 외[45]에서부터 작성(覺張秀樹 외)[11]]

5 방산과 강화

[기대되는 효과] 근육수축력의 증대

방산(irradiation)이란 PNF에 의해서 초래된 현상이고 자극에 의해서 반응이 확산하는 현상이다. 즉, 자극에 의해서 자동적으로 일어나는 근육반응의 확대를 말한다. 최적의 방산현상은 최적의 저항을 사용하는 것에 의해서만 얻어진다. 방산현상에 의해서 강한 요소로부터 약한 요소로 근육활동이 일어나게 되는 것만이 아니라 강한 근육활동에 의해서 촉진 · 억제 · 이완 등이 일어난다.

강화 (reinforcement)란 강한 요소로부터 약한 요소로 영향을 주는 방법이고 방산에 의해서 초래된다. 그 결과로서 공동근육을 활성화시켜 운동의 효력을 더욱 강화시키게 된다.

근육수축을 효과적으로 증대시키기 위해서는 단일의 근육을 수축시키기보다 많은 근육이 동시에 작용하는 집합운동을 이용하면 좋다. 약화된 근육을 보다 강력하게 수축시키기 위해서는 강한 근육에 정지성의 저항 (등척성 수축)을 가함으로써 약화된 근육에 임펄스의 방산효과 (그림 2-22)를 기대하고 근육수축을 강화한다.

그림 2-22 방산의 효과

신경절이전섬유(절전섬유)(a)를 자극해도 복수의 신경절이후섬유(절후섬유)(b)에 임펄스가 흐른다.

(柳澤健 외[62])

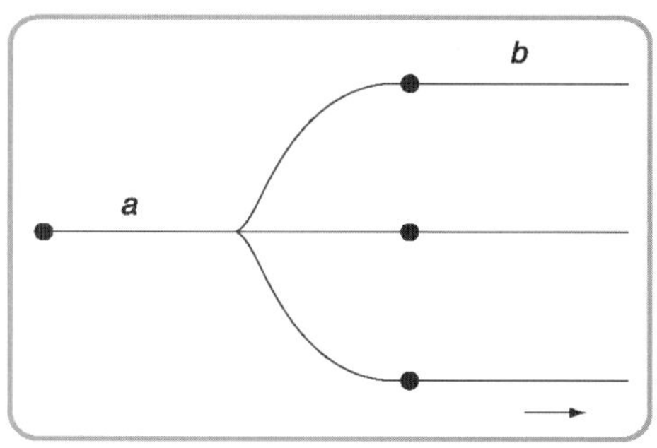

근육수축을 효과적으로 증대시키는 현상 예를 표 2-2에 나타냈다.

표 2-2 근육수축을 효과적으로 증대시키는 현상 예

팔의 굽힘근에 저항을 가하면	→손목관절 굽힘근의 수축이 촉진된다.
한쪽 팔에 저항을 가하면	→반대쪽의 근육수축이 촉진된다.
엉덩관절의 굽힘에 저항을 가하면	→몸통 굽힘의 수축이 촉진된다.
아래팔의 뒤침에 저항을 가하면	→어깨관절의 가쪽돌림 운동이 촉진된다.
엉덩관절의 굽힘-모음-가쪽돌림에 저항을 가하면	→등쪽굽힘과 내반이 촉진된다.

6 정상적인 타이밍

[기대되는 효과] 협동성의 개선

정상적인 타이밍 (normal timing)이란 조화가 이루어진 연속된 운동의 시간적 경과를 말한다. 어떤 운동을 수행하려면 "연속된 협동성이 있는 운동"이 필요하다. 많은 협동성이 있는 효율적인 운동에서는 운동은 원위에서부터 근위로 향해서 진행한다. 따라서 원위에서부터 근위로 원활한 운동의 시간경과에 대한 것을 "정상적인 타이밍"이라 부른다.

PNF에서는 극히 일부의 특수기법을 제외하고, 기본적으로는 원위에서부터 운동이 시작되고 근위로 향해서 간다.

7 수동운동, 능동저항운동

[기대되는 효과] 협동성의 개선

PNF에서는 저항을 사용하는 일이 많지만 그 진행방법으로서

① 수동운동 (passive movement)
② 수동/능동운동 (passive/active movement)
③ 능동운동 (active movement)
④ 능동저항운동 (active resistive movement)

8 도수접촉(피부자극)

[기대되는 효과] 근육수축의 증대

도수접촉 (manual contact)이란 피부 · 근육 · 관절 내의 수용기를 효율적으로 자극하기 위한 치료사가 잡는 방법이며, 적절한 저항 · 견인 · 압축이 가해진다. 팔다리의 힘살(근복)에 대한 압박은 주동근을 자극하여 운동을 강화한다. 이 경우, 도수는 주동근 위에 놓이는 것이 기본이고 적어도 길항근 위에는 절대로 놓지 않는 것이다.

9 구두지시 (청각자극)

[기대되는 효과] 근육수축력의 증대

운동시작 전에 환자에게 어떠한 운동을 할 것인가를 간략하고 정확하게 전달하고 근육 신장과 동시에 말의 억양을 고려한 구두지시 (verbal command)를 가한다.

"미시오"나 "당기시오"는 단축성 수축 (concentric contraction)이고, "그대로 멈추시오"는 정지성 수축 (isometric contraction)을, "힘을 빼시오"는 이완 (relaxation)을 의미한다.

"억양", "소리의 크기", "남자의 말, 여자의 말" 등, 그 장면에 따라서 구분해서 사용할 필요가 있다.

또한, 목소리를 내는 것은 치료사 쪽에서만이 아니라, 대상자도 필요에 따라서 목소리를 내어 근육수축을 증대시키는 것도 이용한다 (표 2-3).

표 2-3 구두지시에 사용하는 발성의 종류와 구분사용

1. 강하고 날카로운 목소리: 운동을 더욱 높이고 싶을 때
2. 중등도의 목소리: 충분한 노력이 인정되었을 때
3. 상냥한 목소리: 불안이나 통증이 있을 때, 이완시키고 싶을 때

10 시각자극

[기대되는 효과] 협동성의 개선

시각자극 (visual stimuli)에 의한 운동의 피드백도 효과적으로 이용한다. 시각은 운동의 수행에 있어서 중요한 역할을 수행한다.

PNF 패턴을 치료할 때는 반드시 운동의 방향을 눈으로 쫓게 하여 시각으로부터의 피드백에 의해서 운동을 조절하거나 수정할 수 있다.

또한 운동을 눈으로 쫓는다는 것은 목의 움직임을 동반하게 되어 상위중추에서부터의 영향도 받아 보다 큰 반응을 기대할 수 있다.

11 종합

PNF를 사용함에 있어서, 보다 좋은 반응을 끌어내기 위해서는 이들 촉진의 요소 11 항목 (표 2-1)을 얼마만큼 도입하는가에 달려있다. 하나보다는 2개의 요소를, 3개보다는 4개의 요소를 도입하는 편이 좋으며, PNF에 숙달하기 위해서는 11개의 촉진요소 모두를 이용해서 접근하는 것이 필요하다.

2 기본기법(basic techniques)

A 기본기법이란

기본기법은 "치료사 자신이 반드시 습득해두어야 할 필요한 최소한의 기술이다". 예컨대, 어떠한 환자(운동선수)일지라도 상대방과 접촉하기 전부터 PNF를 사용하는 치료사는 전문직으로서 사용할 준비가 되어있어 당연한 기술이라 할 수 있다. 이에 반해서 특수기법은 상대방의 반응에 맞춰서 내용을 변화시켜 사용한다(특수기법에 대하여는 뒤에 기술한다).

B PNF에서 사용되는 기본기법

PNF에서 사용되는 기본기법[62]은 표 2-4와 같이 정리된다. 이들은 앞에서 언급한 촉진요소(표 2-1)에 관계되는 기법이며 아래의 기술(description)은 촉진요소로서 이미 해설한(p9~26) 것과 합쳐서 이해하기 바란다.

표 2-4 PNF에서 사용되는 기본기법

1. 도수접촉	manual contact
2. 최대(최적) 저항	maximal(appropriate) resistance
3. 견인 · 압축	traction and approximation
4. 신장	stretch
5. 구두에 의한 지시	verbal command, verbal stimuli
6. 시각자극	visual stimuli
7. 촉진 패턴	pattern of facilitation
8. 정상적인 타이밍	normal timing
9. 방산	irradiation
10. 강화	reinforcement

1 치료할 때 치료사의 자세와 위치 잡기

a. 침대운동(bed exercise)의 경우

치료대에서는 환자가 안심할 수 있는 범위에서 가능한 한 침대 끝에 가까이 대고, 치료사의 양 발은 운동패턴의 방향과 평행으로 위치한다. 운동이 시작되면 치료사의 골반을 운동방향으로 향하고 치료사의 팔의 힘에 의한 저항이 아니라, 주로 자신의 중력중심 이동을 사용해서 저항을 가하면, "원활하고 적절"한 저항이 되도록 한다.

b. 침대 이외에서 경우

치료사는 움직임을 유도하는 방향에 위치한다. 치료하는 동안에 치료사도 움직인다(패턴의 안에 위치한다). 어디까지나 "원활하고 적절"한 저항이 되는 자세(position)를 최우선으로 생각하는 것이 중요하다.

2 도수접촉

치료사의 양손의 사용방법은 근육의 신장, 운동저항, 관절의 견인 · 압축을 가하기 위해 중요하다. 올바르게 잡는 방법은 패턴운동 시작 때에는 벌레근 쥐기[lumbricalis grip: 손허리손가락관절(중수지절관절, MP관절) 굽힘 위치 · 손가락사이관절(지절간관절, IP관절) 폄 위치], 별명 "컵 쥐기"를 원칙으로 하고 (그림 2-23), 치료사의 손톱을 대상자의 피부에 접촉하거나 강하게 쥐어서는 안 된다. 도수접촉의 기본으로서 운동패턴에 작용하는 주동근 위에 놓는 것이 기본이다 (그림 2-24). 동근 위에 놓을 수 없는 경우에는 팔다리의 안쪽/가쪽을 사이에 끼우는 것처럼 놓는다 (그림 2-25). 움직임의 길항근 쪽에 접촉하는 것은 최소한 삼가해야 한다.

3 최대 (최적) 저항

"촉진의 요소"의 항 (p23)참조.

4 견인 · 압축

"촉진의 요소"의 항 (p23)참조.

5 근육의 신장

근육의 신장 (stretch)이란 "근육을 잡아 늘이는" 것을 말하며, 근육수축을 촉진하고, 동시에 피로를 억제하게 된다. 근육의 신장에 관해서는 "신장자극"과 "신장반사"의 두 가지로 나눠서 생각할 필요가 있다.

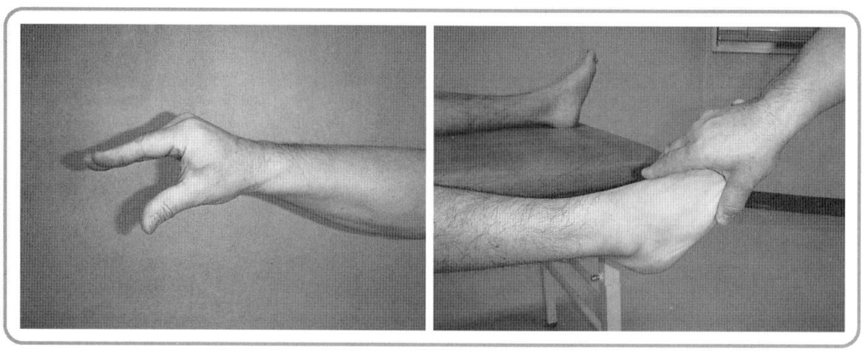

그림 2-23 벌레근 (충양근) 쥐기

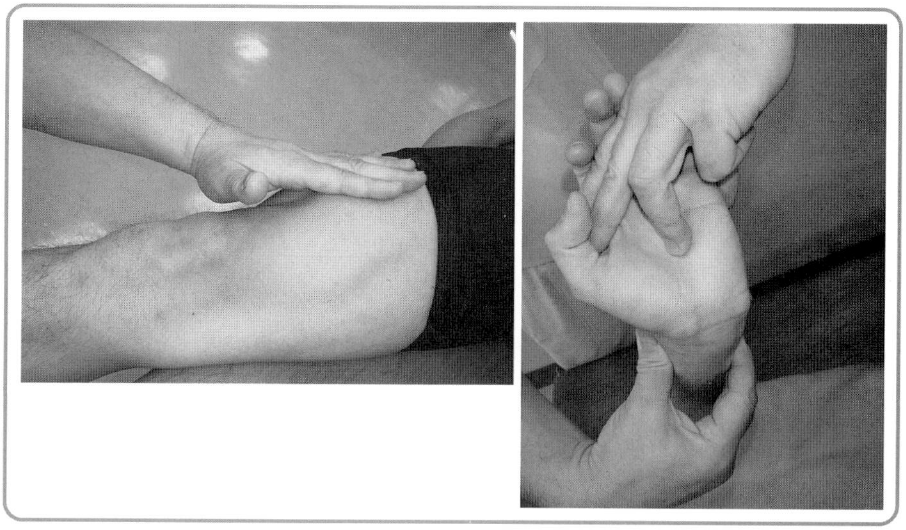

그림 2-24 도수접촉의 방법

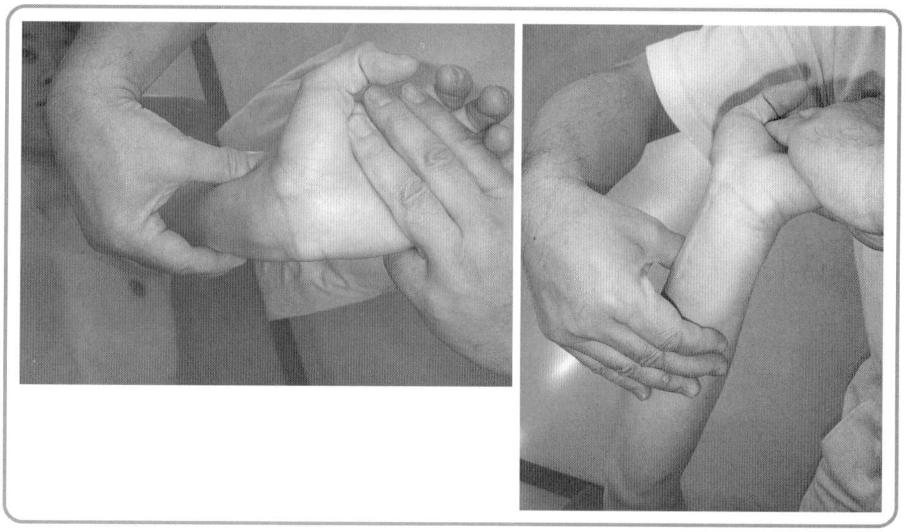

그림 2-25 터널 그립 (Tunnel grip)

a. 신장자극 (stretch stimuli)

PNF 운동패턴의 시작자세로 유도함에 있어서 근육에 지속적인 신장을 가하여 적당한 신장상태를 유지하는 것에 의하여 신장자극을 가해서 운동을 시작하기 쉽게 하는 방법이다. 이것을 "신장자극"이라 부른다.

b. 신장반사 (stretch reflex)

PNF 패턴운동을 시작함에 있어서 3가지 요소 즉, "굽힘/폄", "모음/벌림", "안쪽돌림/가쪽돌림"에 대해서 "단시간의 급격한 신장(quick stretch)"을 가해서 "발화 · 착화"하는 것에 의해서 "신장반사"를 유발하여 근육수축력을 강화시키고 운동을 원활하게 수행할 수 있도록 유도하는 방법이다.

6 구두에 의한 지시

"촉진의 요소"의 항 (p25) 참조.

7 시각자극

"촉진의 요소"의 항 (p26) 참조.

8 촉진패턴

"촉진의 요소"의 항 (p9) 참조.

9 정상적인 타이밍

"촉진의 요소"의 항 (p25) 참조.

원위에서부터 근위에 원활한 운동을 일으킨다.

팔의 패턴에서는 손가락→ 손목관절→ 어깨관절의 순서로, 다리에서는 발가락→ 발목관절→ 무릎관절→ 엉덩관절의 순서로 원활하게 운동을 수행할 수 있도록 해야 한다.

10 방산과 강화

"촉진의 요소"의 항 (p24) 참조.

3 특수기법(specific techniques)

A 특수기법이란

환자(운동선수)의 다양한 반응에 맞춰서 접근의 내용을 변화시켜 사용하는 기법이다. 따라서 "치료사와 환자(운동선수)"와의 주고받기 가운데서 성립하는 특징이 있기 때문에 필요한 반응(바람직한 반응)을 끌어내기 위해 그때마다 변화한다. 바꿔 말하면 "환자(운동선수)의 반응을 비롯한 각성수준"에 따라서 기법이 달라진다.

B PNF에서 사용되는 특수기법

PNF에서 사용되는 특수기법은 표 2-5와 같이 분류되어 있다[62].

1 율동적 시작

율동적 개시 (rhythmic initiation)는 운동의 시작가 용이하지 않을 때 사용되는 일이 많은 기법이지만, 스포츠 PNF에서는 경축이나 구축 등이 없어도 PNF 치료 때 치료사가 반드시 시행하지 않으면 안 되는 기법이다.

① 단일방향으로의 기법이며 수동운동으로 시작하여 저항운동으로 진행시킨다.

표 2-5 PNF에서 사용되는 특수기법

1. 율동적 시작	rhythmic initiation
2. 복제	replication
3. 반복수축	repeated contraction
4. 강조의 타이밍	timing for emphasis
5. 근육수축 종류에 의한 조합운동	
6. 길항근에 의한 역운동	reversal of antagonists
a. 등장성 수축에 의한 길항근 역운동	isotonic reversals
1) 느린 반전	slow reversal
2) 느린 반전-유지	slow reversal-hold
3) 빠른 반전	quick reversal
b. 정지성 수축에 의한 길항근 역운동	stabilizing reversals
1) 율동적 안정	rhythmic stabilization
2) 교호성 수축	
7. 이완기법	relaxation techniques
a. 유지-이완	hold-relax
b. 수축-이완	contract-relax

(柳澤健 외[62]에서부터 변경)

passive→passive/assistive→active→active/resistive→resistive

② 운동의 시작능력을 개선하여 운동방향으로 촉진한다.

③ 이완을 유도하여 여분의 근육긴장을 제거한다.

④ 운동의 리듬을 조립하기 쉽게 한다.

⑤ 협동성의 개선을 도모한다.

⑥ 운동감각의 개선을 도모한다.

2 복제

복제 (replication)는 PNF패턴의 방향을 이해할 수 없을 때에 사용되는 기법이며 운동의 최종자세가 이용되는 일이 많다. 그러나 스포츠 PNF에서는 "공간에서의 위치를 확인할 수 없을 때"에 주로 사용되는 기법이다. 스포츠 PNF에서는 주로 팔의 한쪽성 패턴으로 사용되는 일이 많다. 협동성의 개선을 도모할 때에 사용한다.

3 반복수축

한 방향의 운동패턴을 반복해서 근육을 수축시키는 방법이다. 운동가동범위의 일부에서 근육 수축력의 저하를 치료사가 감지하였을 때에 동일한 가동범위에서 근육을 신장하면서 수축을 촉진하거나(신장성 수축), 수동적으로 원래의 가동범위로 되돌린 후에 수축시켜서 (단축성 수축) 반복한다.

4 강조의 타이밍(피벗: 축운동)

수축력이 강한 근육에 정지성 최대저항을 가하면서 주위 관절의 약한 근육에 신경 임펄스의 방산을 기대하는 기법이다.

[강조의 타이밍의 3가지 요소]

① 고정근: 강한 근육이 관절의 고정에 작용한다.

② 운동의 받침점: 운동의 축을 말하며 약한 근육이 운동의 대상이 된다.

③ 조작점: 운동을 조작하는 부위를 말한다.

5 근육수축 종류에 의한 조합운동

운동패턴 중에서 서서히 저항을 증가시킨다 (단축성 수축). 다음으로 저항량이 대상자의 근력을 초과하면 반대방향의 운동으로 변환된다 (신장성 수축). 필요에 따라서 정지성 수축도 가하는 일이 있다. 이와 같이 하나의 운동패턴 중에서 2~3가지의 근육수축을 획득할 수 있는 방법이다. 이것을 사용하는 목적은 표 2-6과 같이 생각할 수 있다.

표 2-6 **근육수축의 조합운동의 목적**

1. 능동운동의 조절 및 능동운동범위를 확대한다.
2. 협동성의 개선을 도모한다.
3. 근육활동이나 지구력의 증대
4. 길항근의 억제
5. 기능적 훈련의 획득

6 길항근에 의한 역 운동

a. 등장성 수축에 의한 길항근 역 운동

동근/길항근에 의한 왕복운동이란 하나의 PNF 패턴의 종료영역에서부터 길항근 패턴(역 패턴) 방향으로 운동을 변환시키는 왕복운동이다.

1) 느린 반전 (slow reversal)

PNF 패턴을 편도왕복 2~3초의 느긋한 속도로 왕복운동을 한다. 근육긴장을 저하시키는 일이 없이, 긴장을 지속시킨 채로 시행하는 것이 원칙이다.

예컨대, 팔의 폄-벌림-안쪽돌림 패턴을 촉진하고 싶은 경우에는 이 길항 패턴인 굽힘-모음-가쪽돌림 패턴부터 우선 시작하고 마지막에 폄-벌림-안쪽돌림 패턴으로 종료한다. 이 왕복운동을 필요에 따라서 3회에서부터 10회 정도 시행한다 (어디까지나 적정반응을 확인하면서). 빠른 신장(quick stretch)은 최초의 패턴을 시작할 때에만 시행하고, 다음의 길항 패턴부터는 빠른 신장은 가하지 않는다. 이 기법의 목적은 근력강화 및 협동성의 개선에 이용되는 일이 많다.

2) 느린 반전-유지 (slow reversal-hold)

단축성 수축인 느린 반전을 한창 하는 가운데 2~3초 정도의 정지성 수축을 가한다.
이 기법은 관절의 안정성을 높이고 싶은 경우에 사용하는 일이 많다.

3) 빠른 반전 (quick reversal)

단축성 수축.

기본적으로는 느린 반전과 같은 기법이지만, 방향을 전환할 때에 신속하게 시행하는 것이 특징이다. 이 때에 다음의 패턴에 빠른 신장을 가하는 것에 의해서 방향전환을 원활하게 변환하는 것이 가능하다. 목적은 느린 반전과 마찬가지로 근력강화와 협동성의 개선에 이용되는 일이 많다.

b. 정지성 수축에 의한 길항근 역 운동

1) 율동적 안정 (rhythmic stabilization)

정지성 수축.

정지성 수축으로 길항하는 방향으로 교호성의 저항을 가하는 기법이다. 길항근 패턴의 정지성 수축으로 시작되고 주동근 패턴의 정지성 수축으로 종료한다.

2) 교호성 수축

단축성 · 정지성 수축.

주동근에 약간의 단축성 수축에서부터 정지성 수축을 2~3초 가하고 즉각 길항근에 마찬가지의 조작을 가한다. 번갈아 가하는 저항을 신속히 함으로써 협동성이 더욱 개선된다. 그 결과로서 주동근/길항근의 협동성이 도모되고 근육출력이 향상된다.

7 이완기법 (relaxation techniques)

근육수축 후의 이완을 목표로 한 기법이다. 이완기법에는 아래의 두 가지가 있다.

a. 유지-이완 (hold-relax)

이완시키고 싶은 근육을 능동적으로 최대로 신장한 자세이고, 2~3초의 정지성 최대 수축을 시킨다. 그 후에 힘을 빼게 하면 수축한 근육의 이완을 획득할 수 있다.

b. 수축-이완 (contract-relax)

수축-이완은 유지-이완과 매우 유사한 기법이다. 유지-이완이 정지성 수축을 이용하는 것에 반해서 수축-이완은 돌림근군의 단축성 수축이 가해지는 기법이다. 이 두 가지 기법은 관절가동범위를 개선시킬 뿐만 아니라, 반대쪽의 가동범위 증대를 도모할 수도 있고, 또한 반대쪽의 근력강화도 도모할 수 있다. 따라서 "간접적 접근"으로서 이용되는 일도 있다.

4 PNF 적용 시 주의할 점

A 복장이나 태도

1 대상자의 복장

PNF의 실시에 있어서는 아래에 나타내는 이유처럼 끝없이 직접 피부에 접촉할 수 있는 복장일 것이 요구된다.

① 고유수용성 감각기관 및 피부감각에도 자극을 주는 것과, 치료사의 정확한 도수접촉에 의해서 반응을 끌어내기 쉽게 하기 위해서.
② 근육활동의 상황을 치료사가 확인하기 위해서.
③ 의복에 의한 운동의 제한을 가능한 제거하기 위해서.

가능한 (문제가 발생하지 않는 범위에서) 옷을 얇게 입고 실시하는 것이 필요하며, 팔에 관해서는 팔꿉관절보다 말초에, 다리에 관해서는 무릎관절보다 말초에 직접 도수접촉을 할 수 있는 복장이어야 한다. 특히 어깨뼈 패턴 및 골반 패턴에서는 보다 좋은 반응을 끌어내기 위해 과도하게 두껍게 입는 것은 피할 필요가 있다.

2 치료사

PNF는 도수치료이므로 손톱이나 손가락의 청결유지의 문제 등, 일반적인 유의사항에 더하여 움직이기 쉬운 복장이고 동시에 환자(운동선수)의 피부에 치료사의 의복이 닿지 않는 것 같은 복장이어야 한다.

더욱이, 침대 위 운동의 경우에는 발밑이 견고한 움직이기 쉬운 복장 및 신발로 치료해야 한다(샌들을 신는 것 등으로는 정확한 움직임을 시행하는 것이 곤란하다).

또한 도수치료에 관해서 "의료적 괴롭힘(medical harassment)"나 "성희롱(sexual harassment)"으로 연결될지도 모르는 것 같은, 또는 오해가 발생하는 것 같은 불필요한 언동이나 신체접촉을 피해야 할 것은 말할 것도 없다.

B 저항운동

1 저항운동의 효과

근육수축력의 세기는 그 "활동에 관계되는 운동단위의 수"와 "발사빈도"에 의해서 결정된다. PNF에서는 여러 가지의 자극을 통해서 앞뿔세포(전각세포)의 흥분을 야기하는 것을 목적으로 한 기법이 사용된다. 그 중에서 가장 효과적인 방법이 "적절한 저항을 사용하는" 것이다.

PNF의 저항운동의 목적은 아래의 4개 항목이다.

① 근육수축의 촉진: 동작에 관계되는 운동단위의 증가(recruitment)
② 운동조절의 향상: 동작에 관계되는 임펄스의 발사빈도(rate coding)의 조정에 의한 협동성의 향상
③ 운동인식의 촉진: 동작에 관계되는 위치, 움직임, 힘의 감각에 대한 자극에 의한 인지의 향상
④ 근력강화: 점진적 과부하의 원칙에 의한 근력강화

2 저항을 가하는 방법과 가동범위의 관계

저항을 가하는 방법은 단축성 수축의 경우, 가동범위의 초기범위 (시작범위)는 약하게 하고 중간범위는 강하게 하며, 최종범위 (종료범위)에서는 다시 약하게 할 필요가 있다.

일반적으로 관절 토크 (torque)를 고려하면, 중간범위가 최대의 저항이 된다.

초기범위 (시작범위)를 약하게 하는 이유는 저항을 강하게 가하면 골지힘줄기관이 반응하여 그 근육의 활동을 억제해버리기 때문이다. 한편 최종범위(종료범위)를 약하게 하는 것은 액틴(actin)이 미오신(myosin)의 방향으로 활주하여 종료하기 때문이다.

정지성 수축의 경우는 서서히 저항을 강하게 하고, 서서히 약하게 한다. 이러한 저항을 가하는 것에 의해서 운동단위의 동원에 의한 근육의 수축이 촉진된다. 더욱이 발사빈도의 조정에 의한 힘의 감각자극에 의한 운동조절의 향상이 재학습된다.

신장성 수축의 경우 대상자의 출력보다 강한 저항을 가한다. 이러한 저항은 특히 치료사의 저항이 강하지 않을 때 운동조절의 향상의 운동학습이 된다.

C 치료자세의 선택과 흐름

PNF에서는 안정된 기저 면을 확보하여 운동을 실시하기 쉽게 한다. 그러나 누운 자세에서는 "중력"에 의한 영향(보조)을 생각해야 한다. 그것이 "스포츠 동작"에 어떻게 결부되는가라는 "특이성의 원칙"으로부터 생각하면 그 동작 그 자체로 접근할 필요가 있다. 이러한 관점에서부터 가능한 한 "선 자세"에서 실시하는 것을 추구하지만, 요소가 지나치게 많아 곤란하다. 따라서 그 진행방법은 표 2-7과 같이 생각하면 된다.

자세 선택은 표 2-8의 사고방법이 기초로 되어있다.

운동을 재학습하기 위해서는(특히, 정상적인 타이밍을 재학습하기 위해) "바로 누운 자세

표 2-7 접근의 순서

1. 한쪽무릎서기 자세에서 접근
2. 양쪽무릎서기 자세에서 접근
3. 앉은 자세에서 접근
4. 네발로 기기 자세에서 접근
5. 옆으로 누운 자세에서 접근
6. 엎드려 누운 자세에서 접근
7. 바로 누운 자세에서 접근

표 2-8 자세선택에서 고려해야 할 요소

1. 중력중심 위치: 낮다 → 높다
2. 기저 면: 넓다 → 좁다
3. 자세유지에 관여하는 근육: 적다 → 많다
4. 평형반응의 관여: 적다 → 많다

→ 엎드려 누운 자세→ 옆으로 누운 자세→ 네발로 기기 자세→ 앉은 자세→ 양쪽무릎서기 자세→ 한쪽무릎서기 자세→ 선 자세"의 순서로 접근하는 것이 일반적이다. [스포츠 동작을 보면 수영 이외는 기본적으로는 항중력 자세에서 운동이다. 따라서 특이성(SAID)의 원칙의 관점에서부터 생각하면 선 자세에서 접근이 바람직하다. 그러나 그 실시에 있어서는 다양한 제약이 있다. 따라서 어떤 자세단계까지 소급해서 접근하는가에 표적을 압축하여 대응한다.]

D 자세의 특징

각각의 자세의 특징(장점 및 단점)을 종합하면 표 2-9와 같이 된다. 각각의 특징을 이해하여 자세를 선택할 필요가 있다.

표 2-9 자세의 특징

	장점	단점
바로 누운 자세 (supine)	● 기저 면이 넓고 가장 안정된 자세이다. ● 운동의 시뮬레이션을 하기 쉽다.	● 스포츠 동작과는 가장 떨어져 있다 (자세유지를 하고 있지 않다) ● 침대 위의 운동이므로 작용/반작용의 힘 관계가 작용하기 때문에 바른 자세반응의 촉진이라는 관점에서는 약간의 마이너스 요소가 있다.
옆으로 누운 자세 (side-lie)	● 바로 누운 자세보다도 몸통의 굽힘/폄 운동을 유도하기 쉽다.	● 팔은 조절하기 어렵다. ● 침대 위의 운동이므로 작용/반작용의 힘 관계가 작용하기 때문에 바른 자세반응의 촉진이라는 관점에서는 약간의 마이너스 요소가 있다.

(계속)

	장점	단점
엎드려 누운 자세 (prone)	● 자세반사의 관점에서부터도 자극을 입력하기 쉽다. ● 등근육군의 근육수축이 일어나므로 보다 실제의 동작에 가까워진다.	● 침대 끝 등에서부터 팔/다리를 내밀 필요가 있다. ● 침대 위의 운동이므로 작용/반작용의 힘 관계가 작용하기 때문에 바른 자세반응의 촉진이라는 관점에서는 약간의 마이너스 요소가 있다.
네발로 기기 자세 (all-fours)	● 중력에 대항하여 자세조절을 도모하기 쉽다.	● 긴장성 미로반사(TLR)의 영향을 받기 쉽다.
양쪽무릎서기 자세 (kneeling)	● 골반보다 상부의 3차원적 운동을 유도하기 쉽다.	● 팔의 운동범위가 넓기 때문에 양쪽성 패턴의 조절은 어렵다.
한쪽무릎서기 자세 (half-kneeling)	● 넓적다리부분보다 상부의 3차원적 운동을 유도하기 쉽다.	● 팔의 운동범위가 넓기 때문에 양쪽성 패턴의 조절은 어렵다.
선 자세 (standing)	● 중력 하에서의 선 자세에 의해서 자세반사를 이용할 수 있다.	● 기본적으로 골반보다 원위, 및 다리의 조절밖에 할 수 없다(팔은 어렵다).

E 간접적 접근

간접적 접근(indirect approach) 즉, "방산현상(irradiation)을 사용한 촉진"은 PNF의 기본 원리이며, 다른 촉진기법에는 볼 수 없는 특유의 접근법이다.

치료적 접근에서는 통증이 없는 부위에서부터 "간접적"으로 접근하는 것이 기본이다. 또한 "강한 요소"와 "약한 요소"가 혼재하여 있을 때에는 "강한 요소"로부터의 방산현상을 이용하여 약한 요소를 촉진하는 수단도 이용된다.

간접적 접근에서 최대의 효과를 얻기 위해서는 치료사는 강한 운동요소 및 패턴에 최대 저항을 가하게 된다. 최대의 근력강화는 약한 부분이 강한 부분과 작용할 때에 일어난다.

통증이 있으면 통증이 없는 부위에서부터 접근을 시작할 필요가 있다. 주의 깊은 운동의 유도와 제어된 방산효과를 이용하여 문제가 되는 개소에 접근하는 것이 가능해진다. 특히 주동근과 길항근의 협동성을 도모하려면 간접적 접근부터 들어가는 것이 기본이고, 스포츠 상해의 예방으로 연결된다. 강한 요소로서 우선 몸통부분의 접근부터 시작하는 것도 얼핏 보기에 멀리 돌아가는 것처럼 생각되지만, 실제로는 이론적으로 뒷받침된 방법이다.

5 PNF의 문제점

PNF의 접근에는 그 밖에 예를 볼 수 없는 많은 이점이 인정되는 한편, 실행에 있어서 문제점도 몇 가지가 있다.

1 자극을 주는 방법에 객관성이 없다 (정량화가 어렵다)

PNF에서는 대각선 · 나선운동에 대해서 도수적 저항(자극)을 사용해서 환자에 대해서 저항을 주면서 반응을 끌어내는 방법이다. 저항을 주는 방법은 환자의 각각의 장면에서의 반응 나름이며, 연속된 과정 속에서 변화하고 더욱이 가장 근접한 영역에서 치료를 시행하기 위해 학습효과도 추가되어 동일한 환자였다 해도, 그리고 동일한 PNF 패턴을 이용하였다 해도, 두 번 다시 같은 저항이 되는 일은 없다. 특히 PNF의 성패를 결정하는 "돌림운동에 대한 적절한 저항"은 생체역학적 수법을 사용하였다 해도 그 객관적 정량화가 어렵다.

따라서 객관적으로 자극량을 결정할 수 있는 종목 예컨대, 저항운동의 각종 기기를 사용해서 하는 근력강화 또는 물리적 자극과 같이 정량적으로 평가하는 적절한 방법은 현 시점에서는 존재하지 않는다.

2 확인을 하기 어렵다

PNF를 사용해서 고유수용성 감각기관에 자극을 주고, 그것에 의해서 각성수준이 향상된 일을 임상적으로 확인할 수 있어도, 그 복합운동의 반응 그 자체를 객관적으로 평가하는 적절한 방법을 찾을 수 없다. 현 시점에서는 다관절에 걸치는 복합운동에 의한 근력을 객관적으로 평가하는 방법은 개발되어 있지 않다.

이제까지의 PNF의 촉진요소의 기초연구에 의해서 명백해진 데이터에 기초하여 이들을 발전적으로, 그리고 복합적으로 조합하여 사용해서 "EBM에 기초한 방법"으로서 실시되고 있는 것이 현 상황이다.

3 환자의 반응은 치료사의 기량 차이다

PNF는 도수치료이다. PNF에 의한 반응이 나타나는 방법은 치료사의 기량에 크게 영향을 받는다. 그 배경에는 "환자와 치료사"의 신뢰관계의 정도가 있다는 것은 말할 것까지도 없다. 환자쪽은 "어느 방향으로, 어느 정도 힘을 내면 되는지"를 알고 있지 않으면 안 되고, 한편 치료사는 "환자에게 어떠한 문제가 존재하고 어떠한 능력을 끌어내기 위해 어떠한 각성수준을 향상시키는지"를 알고 있지 않으면 보다 좋은 반응을 끌어낼 수 없다. 이 때문에도 환자와 치료사의 충분하고 양호한 의사소통은 필수적이다.

4 반응의 계속시간에는 개인차가 크다

3과 깊은 관계가 있으며 반응이 나타나는 방법 및 계속시간은 치료사의 역량도 물론이지만, 환자의 능력(이해력, 근력, 의욕, 기타)에 의해서도 크게 좌우된다. 환자의 반응의 지속시간은 그 개인의 신경근육 기전의 부활의 정도에 따라서 결정된다.

5 맨투맨(man-to-man) 이외에는 촉진하기 위한 방법은 없다

극히 일부의 촉진요소를 제외하고 PNF에 숙달한 치료사가 촉진에 임하는 것 이외의 방법은 존재하지 않는다. 따라서 훈련기기를 사용해서 하는 저항운동처럼 언제라도, 그리고 몇 사람이라도 할 수 있는 것은 아니다. 이와 동시에 도수치료이기 때문에 환자와 치료사의 양호한 의사소통이 요구된다는 것으로부터 시간적 제약이 발생한다.

6 PNF 터득에 시간을 필요로 한다

PNF는 운동치료를 치료의 무기로 하는 물리치료사로서는 기능해부학, 생리학, 운동학 등을 이론적 배경으로 한 집대성이라고도 할 수 있는 도수치료이다. 따라서 PNF를 한 방향으로 이해하였다 해도 반응을 끌어낼 수는 없다. 즉, 적절한 각성수준까지 끌어올릴 수는 없는 것이다. 그 중에는 운동치료에 사용하는 다양한 기법 이외에, 학습이론이나 훈련이론 등, 다양한 지식과 경험이 그 기초가 되어 보다 좋은 반응을 끌어낼 수 있게 되는 것이다.

도수를 중심으로 다양한 기법을 동원해서 시시각각 변화하는 임상증상에 대응하여 기법을 선택하는 것이 요구된다. 치료사가 이것보다 좋은 반응을 끌어내기 위해서는 PNF의 터득에 있어서 다양한 증상사례의 임상경험과 시간을 필요로 한다.

일본 PNF학회(PNFSJ)가 주최하는 강습회에서 수강규정에서는 초급 코스, 중급 코스, 상급 코스 각각 30시간, 합계 90시간의 수강이 필요하다 하고, 동시에 시간 집중적으로 수강하는 것은 불가하며, 임상에서 실천경험을 쌓으면서 기술향상을 도모할 필요가 있다는 것으로부터 가장 짧아도 3년의 계획을 필요로 한다.

제3장 스포츠에서 PNF의 활용

1 스포츠 상해와 PNF

A 스포츠 상해와 재활에 대한 유용성

스포츠 현장에서 발병하는 스포츠 상해(sports injury)에 대해서 "스포츠 외상(sports trauma)"과 "스포츠 장애(misuse or overuse syndrome)"로 나눠서 검토한다.

1 스포츠 외상

스포츠 외상 후 재활에서는 "급격한 외력에 의해서 발생한 트러블에 의해서 운동제한이 되고, 신체의 감각수용기의 문턱값(역치)능력이 저하하여 있는 상태"에 대해서, PNF기법에 의해서 촉진을 도모함으로써 예민한 감각능력을 습득하는 것이 가능해진다. 그중에서도 관절에 관계된 외상에 대해서는 관절 내외의 고유수용성 감각기관의 감수성 능력을 향상시키는 것이 가능해진다. 그중에서도 다른 방법으로는 얻을 수 없는 방산(irradiation)에 의해서 "간접적 접근(indirect approach)"이 가능하다는 것이 특유한 장점이다[2, 4, 22, 40].

2 스포츠 장애

한편, "오용(misuse)의 축적"이 원인으로 발생하는 스포츠 장애에 대해서는 PNF를 사용해서 특히 "오용증후군"을 수정하면서 신체의 내용상태를 향상시키는 것이 가능해진다. 즉, PNF에서는 각성수준을 향상시켜서 그 개인이 가지는 신체적 특징을 최대한으로 발휘시킬 수 있기 위해 다양한 접근이 도모된다. 따라서 우선 "오용에 의한 국소 스트레스"를 경감하는 것이 가능해진다[22]. 그리고 PNF 이외의 기법에서는 예를 볼 수 없는 "방산현상(irradiation)을 사용해서 건강한 쪽에 의한 운동(exercise)에 의해서 환부 쪽으로의 방산효과"를 목표로 하여 접근할 수 있는 특유한 장점이 있다[47, 48].

B 스포츠 상해에 대한 PNF 응용의 사고방법

PNF는 "에너지 효율이 좋은 작업동작, 스포츠의 동작분석과 근육의 해부학적 확인작업의 결과"에 의해서 확립되어온 경위가 있다. 스포츠 동작은 아무것도 일상생활로부터 동떨어진 특수한 움직임을 하고 있는 것은 아니다. 스포츠 동작은 일상생활 속의 움직임을 "보다 강력하게", "이치에 맞는 방법"으로 실천하고 있을 뿐인 것이다.

PNF 기법의 터득에는 해부학(기능해부학), 생리학(신경생리학), 운동학(임상운동학) 등의 기초지식을 기반으로 한 다음에 기술의 연찬이 필요하다. 또한 기술은 이른바 "건강(normal)"한 상태에 대응만이 아니라, 병적인 상태를 폭넓게 경험하는 것에 의해서 높일 수 있다는 것을 이해할 필요가 있다.

근육이 약화된 상태 (근육출력이 저하한 상태)의 환자를 아는 것에 의해서 강한 근육출력의 대상자에 대한 대응이 가능해지는 것이다. 마찬가지로, 운동의 협동성이 혼란된 상태에 있는 환자에 대한 치료를 쌓아올리는 것에 의해서, 환자에게 보다 높은 협동수준(coordination level)을 획득시킬 수 있게 되는 것이다.

이 경우 "최대저항(maximal resistance)"은 기본이지만, 대상자의 근육출력수순이 높다고 해서 단순히 강한 저항을 사용하는 것이 목적이 아니라, 어디까지나 정확한 PNF를 치료를 할 수 있는 것이 반응을 끌어내는 데 대전제이다. 저항량만을 강화하려고 하면, PNF에서 필요로 하는 "굽힘/폄", "모음/벌림", "안쪽돌림/가쪽돌림"의 3요소 중, 아무래도 "안쪽돌림/가쪽돌림"의 돌림 요소가 허술해지기 쉬워진다. 이와 같이 근육출력이 강한 경우에는 시작할 때 "신장반사의 정확한 이용"이 요점이 되므로, 어디까지나 정확한 접근에 노력해야 한다.

PNF의 스포츠에 응용에 있어서는 "PNF 그 자체의 숙달 수준", "병적인 상태에 대한 임상경험", 그리고 "심리 면을 포함하여 스포츠 특유의 문제점" 등을 이해한 다음에 비로소 성립하는 것이라는 것을 맹기해야 한다.

스포츠 상해에 대한 접근에 대해서는 "어떠한 동작에 착안하고", "어떠한 동작을 끌어내는지"로 대응방법은 크게 달라진다. 그 전제로서 대충의 기본 라인은 있으나 "규정"이나 "법칙"이 존재하는 것은 아니며, 자세의 선택 또는 순서나 사용하는 패턴은 치료사 개인의 사고방법 · 철학(philosophy)에 의해서 결정되는 것이다[25].

[스포츠 상해에 대한 재활에서의 일반적인 주의할 점][22].

① 일반적인 금기사항을 준수하는 것은 물론, 물리요법 등(온열, 냉각 등)을 병용하여 효과를 강화 · 지속시키는 노력을 게을리 하지 않을 것.
② 주치의의 지시에 의한 재활 메뉴에 따라서 결코 환부의 과다운동이 되지 않도록 주의할 것. (물론 과소운동은 논외이며, 항상 적절한 자극량을 조정하면서 대응할 필요가 있다)
③ 개인에 의한 각종 운동[호흡 순환기계 운동, 저항(주로 중량저항을 사용한) 운동, 민첩성(agili(y) 운동, 기타]과 조합하여 보다 조기에, 그리고 보다 좋은 재활/조절의 결과가 얻어지도록 대처할 필요가 있다.

C 스포츠 상해에 대한 PNF 치료의 요점

① "촉진의 요소 11항목"을 필요에 따라서 조합하여 사용할 것: 필요에 따라서 촉진의 요소를 적의 조합하여 사용할 수 있는 능력을 터득하는 것.
② 기본기법을 습득하고 대상자와의 신뢰관계를 구축한 다음에 특수기법을 성립시킨다: 기본기법을 습득함이 없이 특수기법은 성립하지 않는다는 것을 이해할 것.
③ 치료사의 PNF 한쪽성 패턴의 숙달에 입각하여: 양쪽성 패턴, 조합 패턴으로 발전시키는 것.
④ 말초부분으로부터의 조절(팔/다리의 한쪽성 패턴)을 할 수 있어: 중추부(어깨뼈 · 골반)의 패턴으로 발전시키는 것.
⑤ 침대 위에 바로 누운 자세에서의 기본적 치료할 수 있어: 서서히 중력중심을 올려서 기저 면을 좁게 하는 접근으로 발전시키는 것.
⑥ 대상자의 근육출력이 높다고 해서 지나치게 강한 신장자극은 금물: 결코 "힘겨루기"가 되지 않도록 어디까지나 PNF의 습득으로 끝낸다.

이상의 스포츠 상해에 대한 대응은 다른 질환과 아무것도 달라지는 것은 아니며 치료의 원칙 그 자체이다.

D 스포츠 상해에 대한 PNF를 이용할 때 다양한 접근

1 오용과 과사용

스포츠 장애는 일반적으로 "과사용증후군(overuse syndrome)"이라 표현되는 일이 많지만, 그 원인에는 "오용(misuse)"에 의한 것과 "과사용(overuse)"에 의한 것으로 나눠서 생각할 필요가 있다[17, 22].

a. 오용에 의한 것

대책: 본인에 걸맞은 신체역학의 획득. PNF에 의한 정상적인 타이밍의 재학습, PNF의 적응이 되는 것이 많다.

b. 과도사용에 의한 것

대책: 연습량을 조절하면서 국소에 대한 부담을 경감하는 접근을 한다(예컨대, 과도사용 요소를 경감하면서, 적절한 저항운동을 사용한 강화운동 등. 결코 "휴양"만으로는 문제는 해결되지 않는다). PNF만으로는 결코 문제는 해결할 수 없다. 전체적인 관점에서부터 조절

(conditioning)도 도모하는 것이 필요하다.

2 접촉형 손상과 비접촉형 손상

접촉형의 손상(contact injury)(대부분의 스포츠 외상)과 비접촉형의 손상(non-contact injury)(스포츠 장애의 대부분과 스포츠 외상의 일부)의 차이에 의해서도 접근방법이 다르다.

a. 접촉형 손상

대책: 손상부위의 보호와 적절한 자극을 높은 수준에서 균형을 유지하는 것. 정상적인 타이밍으로 운동이 확대되는 것, 신경근육 반응수준을 향상시키는 것.

b. 비접촉형 손상

1) 하중관절군

대책: 걸맞은 동적 정렬(dynamic alignment)의 획득을 향해서(오용의 예방)
"균형을 조정"하면서 "더욱 강화시키는" 관점이 필요하다[22].

2) 비하중관절군

대책: 관여하는 근육군의 조정(정상적인 타이밍으로 운동이 확대되어 가는 것).
비하중관절군에 대해서 "닫힌 운동연쇄(closed-kinetic chain)" 상태에서 접근을 사용한다.

3 하중관절과 비하중관절[22]

a. 하중관절(몸통, 골반~다리)

대책: 비하중 상태에서 직접적 접근을 사용해서 정상적 타이밍을 재학습한다. 다음으로 목, 몸통상부, 팔을 사용해서 간접적 접근을 사용하여 방산현상을 이용한다. 그 다음에 하중운동에 의한 접근으로 진행시켜간다.

b. 비하중관절(어깨뼈~팔)

대책: 비하중 상태 속에서 직접적 접근을 사용해서 정상적인 타이밍을 재학습한다. 다음으로 하중상태를 만든 다음에 가능한 PNF 접근을 한다. 최종적으로 직접적인 접근을 실행한다.

2 운동양식과 평형반응, 관성 모멘트, 운동량의 모멘트

A 운동양식에 의한 평형반응의 분류

스포츠 동작은 "던지다", "달리다", "뛰어오르다"로 대표되는 것처럼 신체의 중심부(몸통)는 고정 및 안정을 위해 활동하고, 구체적인 목적을 가진 부분이며, 또한 동시에 이동범위가 커지는 말초부분에서부터 시작되는 것을 이해할 수 있다 (PNF에서 사용하는 "정상적인 타이밍"). 신체의 말초부분에 일어난 운동은 전신적인 중력중심 위치를 변화시키기 때문에, 그 반응으로서 근육활동은 국소에 그치는 일은 있을 수 없다. 이러한 전신적인 근육활동의 반응은 능동적으로 실행되고 운동의 기본반응이 되어있다.

이들의 문제를 생각해가는 데에 운동을 전신적인 확대로서 파악하려고 한다. 클라인 · 포겔바하 (Klein-Vogelbach)의 개념이 참고가 된다[35]. 이 방법은 운동의 확대를 제동하기 위한 움직임이나 평형반응을 실제로 시각적으로 확인할 수 있는 운동양식에 의해서,

① 반대 활동 (counter activity)
② 반대 움직임 (counter movement)
③ 균형적 무게 (counter weight)의 활성화
④ 지지면의 변경

의 네 가지로 분류하고, 운동을 전신적으로 파악하려고 하는 시도이다.

1 반대 활동

반대 활동이란 어떤 목적동작에 수반해서 일어나는 운동이 전신으로 확대하는 것을 길항근 활동으로 제어하는 활동을 말한다(근육의 활동이나 긴장을 이용한 균형의 유지).

구체적으로 직립자세에서의 팔의 굽힘(앞쪽 올림)에 대해서 생각해보면, 팔의 앞쪽 올림에 수반하여 몸통으로 확대하는 운동은 의도적으로 그 길항근 활동에 의해서 제지할 수 있다. 몸통의 폄 운동을 굽힘근 활동으로 제지하는 것에 의해서 신체 전체의 중력중심이 앞쪽으로 전위한다. 따라서 중력중심의 주위의 중력에 의한 돌림 모멘트가 일어나게 되고, 이것에 대항하는 힘이 신체의 근육활동에 요구된다. 이 때문에 다리의 뒷면을 포함한 전신적인 폄근 활동이 일어나는 것이다 (그림 3-1).

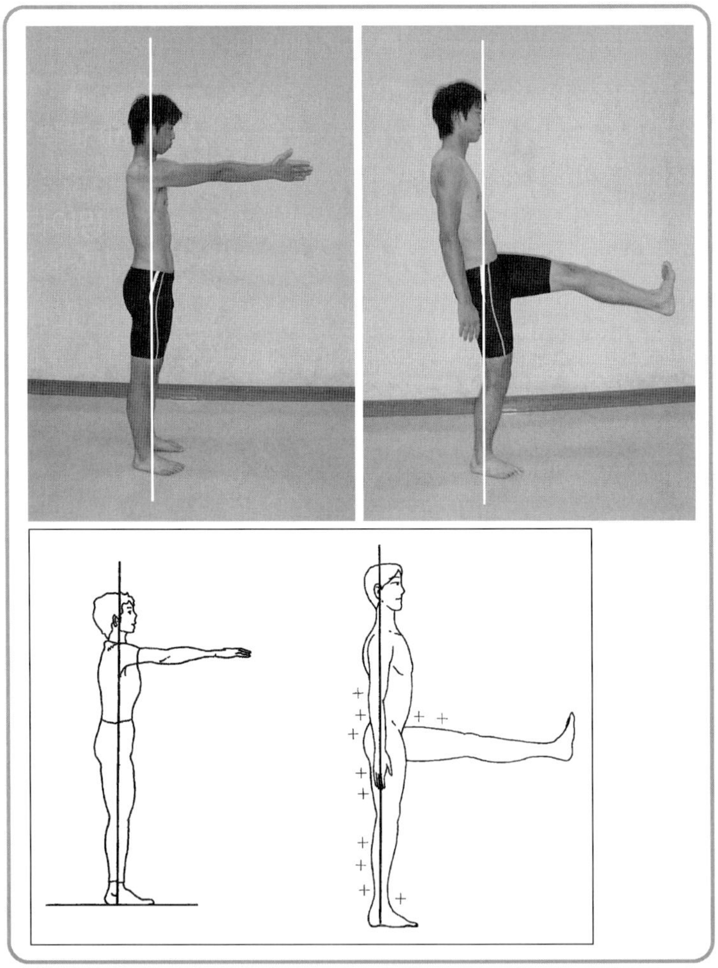

그림 3-1 반대 활동

팔 또는 다리를 올렸을 때 균형을 유지하기 위해 신체의 다른 부위에 근육활동이 일어난다.

2 반대 움직임

목적동작에 수반해서 일어나는 운동의 과도한 확대는 그것과는 반대방향의 운동의 확대를 일으키는 별개의 운동을 동시에 시행함으로써 조절된다(운동을 이용한 균형의 유지). 이 2개의 운동을 "반대 움직임"이라 부른다. 이것은 능동적이라 하기보다는 오히려 수의적 요소가 강한 신체반응이다 (그림 3-2).

엉덩관절을 굽혀서 골반을 경사지게 하면 몸통에 확대되는 2개의 폄 운동은 몸통 내부의 어떤 점에서 서로 부딪치고 제지되어 그 이상 확대할 수 없게 된다. 이것은 반대 움직임의 작용에 의해서 중력중심의 이동을 적게 하고 있는 것이다.

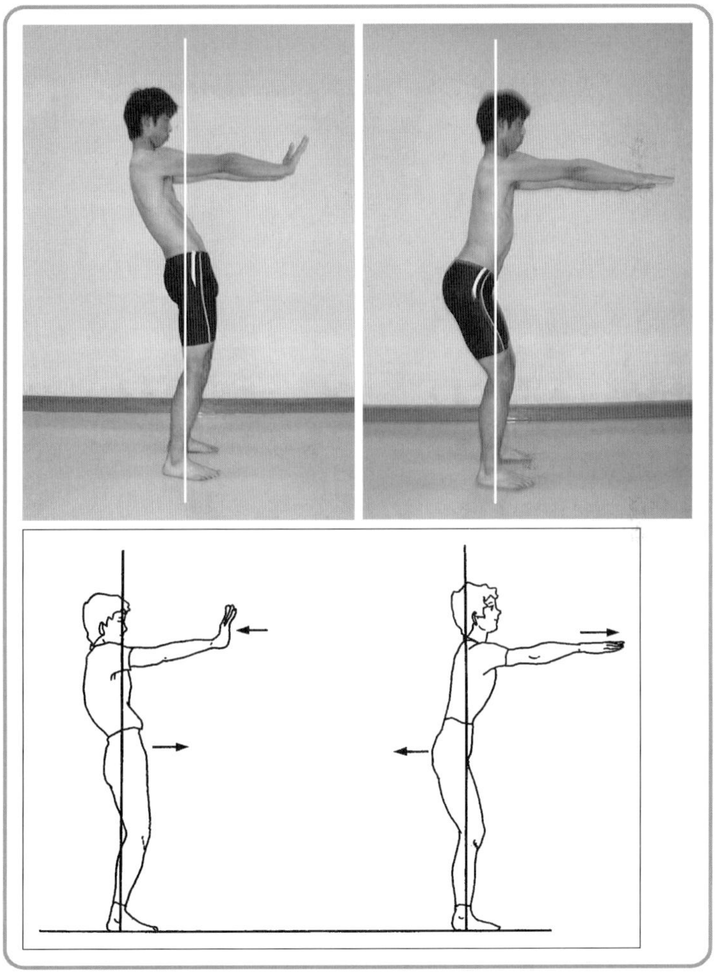

그림 3-2 반대 움직임

앞쪽으로의 운동에 대해서 균형을 유지하기 위해 뒤쪽으로의 운동이 그것을 보상한다.

3 균형적 무게의 활성화

목적동작에 수반하여 운동에 참여하는 팔다리의 관절뼈 이외의 부분을 목적방향과 반대방향으로 이동시킴으로써 목적동작에 의한 운동의 확대를 조절하는(중량을 이용한 균형의 유지) 활동을 "균형적 무게의 활성화"라 부른다. 반대방향으로 가해지는 중량을 "균형적 무게"라 한다. 팔의 굽힘(앞쪽 올림)이라는 목적동작과 동시에 반대쪽 팔을 뒤쪽으로 올리는(폄) 것에 의해서 중력중심의 전위를 적게 하여, 몸통으로 확대되는 폄 운동을 제지하게 된다 (그림 3-3).

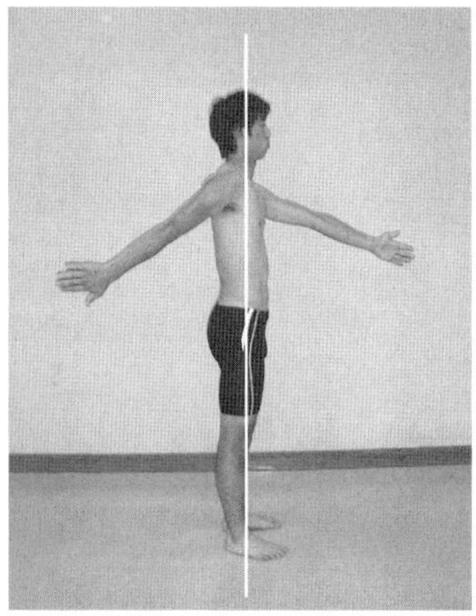

그림 3-3 균형적 무게의 활성화

팔의 앞쪽 올림과 반대쪽 팔의 뒤쪽 올림에 의한 균형의 유지

B 관성 모멘트 및 운동량의 모멘트 (각운동량)

1 관성 모멘트

운동에 가속도가 가해진 경우, 그 물체가 움직이기 쉬운지, 움직이기 어려운지에 대해서는 일정한 원칙이 있다. 물체의 돌림운동에서 관성(질량)과 같은 역할을 가진 변량 즉, 돌림의 변화에 저항하는 정도를 나타내는 양을 "관성 모멘트"라 부르고 일반적으로 (I)로 나타낸다.

$$\text{관성 모멘트 (I)} = \text{힘의 모멘트/각가속도}$$

관성 모멘트가 클수록 각속도가 변화하기 어려워진다. 평균대(balance(beam) 위에서 균형을 잡기 위해 팔을 좌우로 뻗히거나, 서커스의 줄타기에서 긴 균형막대를 들거나 하는 것은 관성 모멘트를 크게 하고 있는 예이다 (그림 3-4).

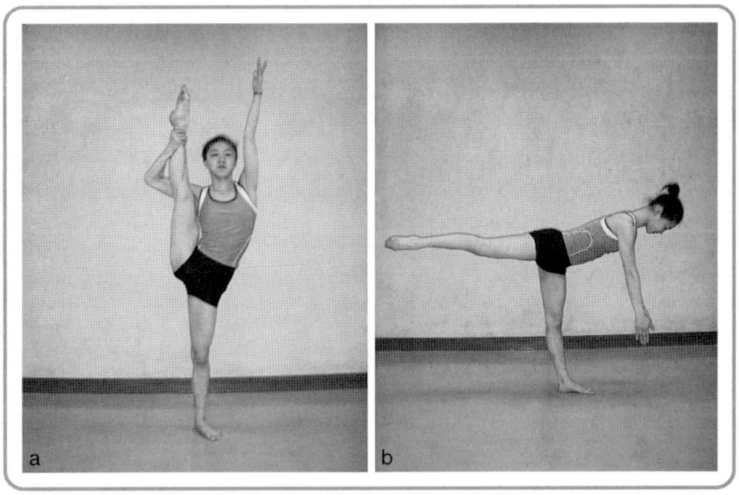

그림 3-4 관성 모멘트의 예 1

관성 모멘트가 작은 경우 (a)와 큰 경우 (b).

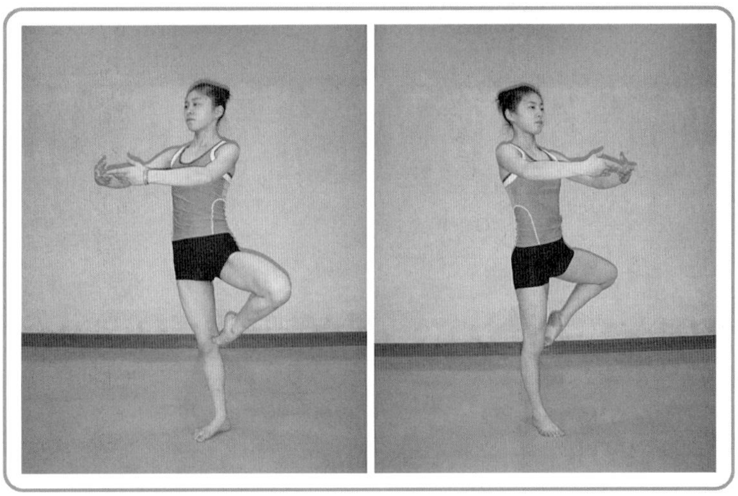

그림 3-5 관성 모멘트의 예 2

돌림동작 때 작용하는 관성 모멘트

또한 발레(ballet)나 피겨스케이팅의 돌림동작에서 팔을 몸쪽으로 가까이 하여 관성 모멘트를 작게 하여 돌림을 빠르게 하거나, 팔을 뻗혀서 관성 모멘트를 크게 하여 돌림을 느리게 하는 것도 시행되고 있다 (그림 3-5).

2 운동량의 모멘트

신체운동에서의 돌림운동에서, 외부로부터의 힘의 모멘트가 가해지지 않는 경우에는 각운동량은 일정하다.

강체에서는 돌림축 주위의 관성 모멘트와 각속도의 곱으로 각운동량을 나타낼 수 있다.

$$각운동량 = 관성\ 모멘트 \times 각속도$$

이 때문에 신체운동에서는 신체의 일부에 돌림운동이 있으면, 신체 전체에 역(반대) 운동을 일으키는 힘이 발생함으로써 신체 전체의 균형을 잡고 있는 것이다 (그림 3-6).

예컨대, 보행동작에서는 다리를 돌리는 것으로 속도가 빨라지면 그 돌림과 반대로 돌리는 힘(회전력)을 만들기 위해 팔을 강하게 흔들게 된다. 자연히 몸통이 앞으로 경사지는 것도, 반대로 돌리는 힘을 만들기 위해서이다. 즉, 다리를 앞뒤로 돌리기 때문에 옆면에서 보아 중력중심선의 주위를 왼쪽돌림(좌회전)으로 일어나는 각운동량을, 팔의 반대방향에서부터 일어나는 오른쪽돌림(우회전)의 각운동량으로 상쇄하는 작용이 작동한다. 또한 상반신, 하반신이라는 관점에서 보면, 다리는 시상면에서 오른쪽돌림의 운동을 한다. 이것은 스포츠 현장에서 구체적인 동작으로 달리기 동작을 생각하면 이해하기 쉽다.

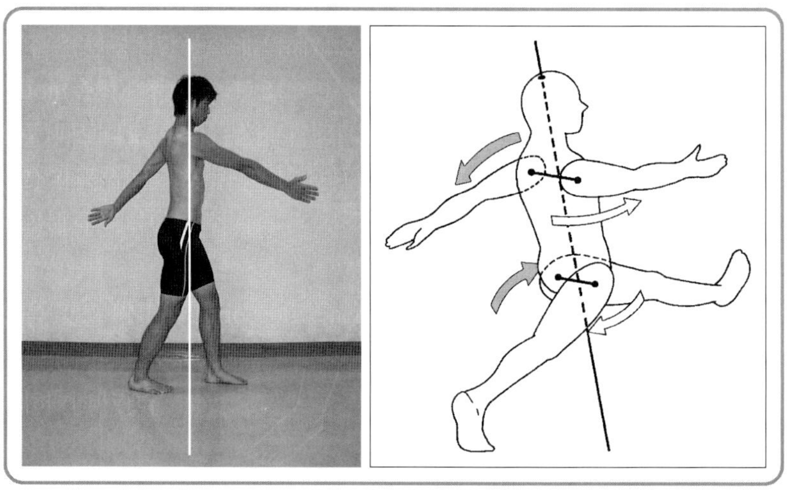

그림 3-6 운동량의 모멘트

팔에서부터 돌리는 힘(회전력)을 다리의 반대방향으로 돌리는 힘으로 조절하고 있다.

3 스포츠 동작과 자세반사

A 스포츠 동작과 원시자세반사

스포츠 동작을 분석해보면, 이른바 "이치에 맞는 움직임" 또는 "강력한 폼"은 그 기반으로서 원시자세반사의 영향을 받고 있으며, 그 원리를 일탈하여 스포츠 동작을 수행할 수는 없다. 반대로 거기서부터 일탈하여 동작을 실행하는 것에 의해서 "오용(misuse)"을 일으키게 되어, "스포츠 장애"의 원인이 되는 것이다. 자세반사는 신체 각 부위로부터의 "바로잡기반사", "정적 평형반사" 그리고 "동적 자세반사"로 분류하여 생각할 필요가 있다.

스포츠 동작에서는 수의운동에 수반하여, 또는 정신적인 과다긴장에 수반하여 피라밋바깥로계통(추체외로계) 긴장이 관찰되고, 이것에 목의 돌림에 의한 머리의 가속도가 추가되어 "비대칭긴장목반사(asymmetrical tonic neck reflex: ATNR)모양의 특유의 자세를 취한다. 이 기전은 뇌성마비(cerebral palsy: CP) 등에 관찰되는 ATNR과 공통되고 있다[39]. 그러나 중추신경계에 어떠한 문제가 있는 뇌성마비아동과, 가속도가 가해진 스포츠 동작 때에 관찰되는 ATNR의 발생기전은 결코 동일하지 않다. 그 이유는 스포츠 동작 때에 관찰되는 것 같은 현상은 인간이 원래 가지는 원시자세반사가 성장(중추신경계의 성숙)과 함께 상위중추로부터의 조절을 받게 되어있던 것이 본능적으로 강력한 움직임을 발휘하기 위해 이용되고 있을 뿐인 것이다.

나타나고 있지 않았던 원시자세반사를 순간적으로 이용하는 스포츠 동작과 중추신경계 그 자체에 어떠한 문제를 갖고, 상위중추로부터의 통합 · 조절의 부족에 의해서 발생하는 현상을 동일하게 논할 수는 없지만, 치료와 훈련의 아이디어의 기초지식으로서 이들 중추신경계의 기전의 결과로서 일어나는 현상에 대해서 이해하여둘 필요가 있다.

수의최대노력에 의한 운동 때에, 특히 스포츠 동작에서 "강력한 움직임" 또는 "이치에 맞는 동작"은 모두 자세반사를 활용하고 있고, 아울러서 "대각선 · 나선운동" 즉, "PNF운동패턴"에 관찰되는 움직임으로 수행되고 있는 것이다.

따라서 이러한 관점에서부터 PNF의 패턴 운동과 함께 중추신경계의 발달에 수반하는 동작의 성숙에 대해서 숙지해두는 것은 필수사항이라고도 할 수 있다.

B 자세반사와 중추신경계

자세반사란 자세의 평형의 흐트러짐에 대해서 중력에 저항하여 능동적으로 자세를 안정 · 유지하는 반사기전이다.

자세의 안정유지는 생체의 다양한 활동이 협동한 결과 일어난다. 중추신경계의 하위중추(척수 · 숨뇌계)에서는 "반사"라는 형태로 단순한 운동자세의 조절이 이루어지고, 상위중추(중간뇌 · 사이뇌 · 겉질계)에서는 이것을 협동 · 통합이라는 조절을 시행하는 것에 의해서 보다 복잡한 운동을 원활하게 수행시키고 있는 것이다.

자세반사와 중추신경계의 구조상의 대응은 그림 3-7과 같이 생각되고 있다. 소뇌 및 대뇌기저핵의 역할에 대해서는 아직 불명확한 점도 많이 남겨져 있으나, 최근의 영상기술 등의 진보에 따라 이제까지에는 없었던 속도로 해명되고 있다.

자세반사에는 출생 직후부터 인지되는 중추신경계의 성숙과 함께 통제되는 "원시자세반사"와 중추신경계의 성숙과 함께 출현하고 서서히 획득하는 "자세반응"이 있다. 원시자세반사는 대뇌, 소뇌가 아직 충분히 기능하고 있지 않는 단계 즉, 뇌줄기(뇌간) · 척수수준의 반사로 성립되어 있는 신생아에게 많이 인지된다. 중추신경계가 성숙함에 따라서 상위중추가 발달하여 보다 하위의 중추기능을 통제하게 됨과 동시에, 얼핏 보기에 원시자세반사는 차츰 소실하고 복잡하고 합목적적인 반응으로 발전하는 것처럼 보인다. 다만, 원시자세반사는 사라진 것이 아니라 숨어서 남아있고(나타나 있지 않은 상태), 수의운동 속에서 상위중추로부터의 통제에 의해서 수식된 형태로 이용되고 있다. 특히, "수의최대노력에 의한 운동을 할 때"에는 원시자세반사를 활용하고 있다.

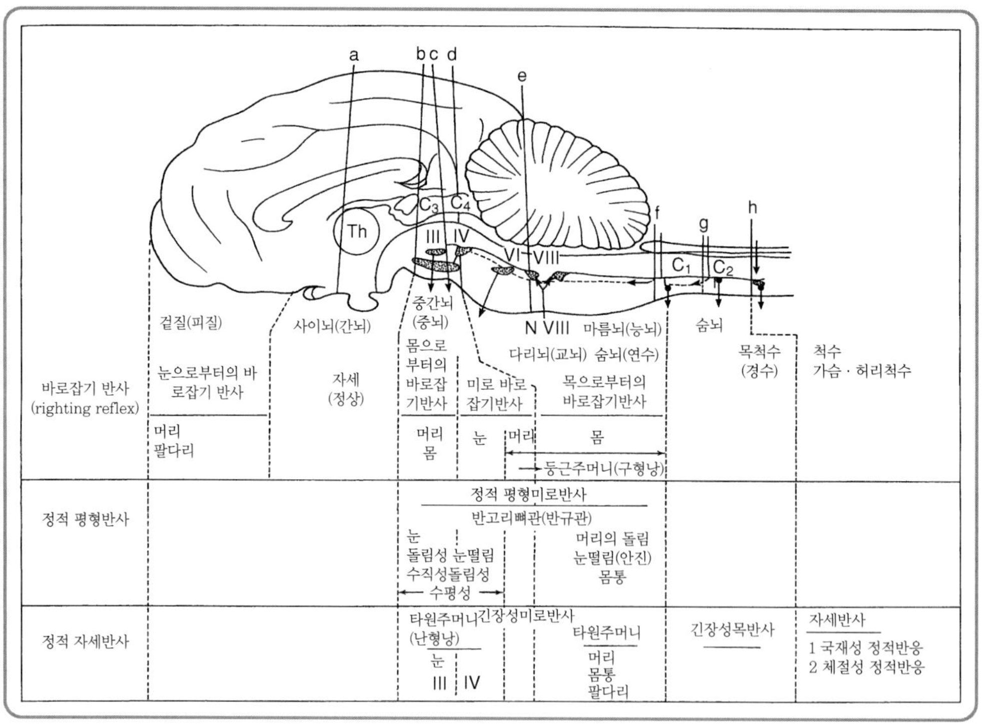

그림 3-7 자세반사와 중추신경계의 구조상의 대응 (Monnier에서부터)

(兒玉和夫[39])

C 스포츠 동작과 긴장성반사

스포츠 동작과 가장 관계가 깊은 원시자세반사는 숨뇌에 반사중추가 존재하는 긴장성반사이고, 특히 "긴장성목반사"와 "긴장성미로반사"가 큰 역할을 담당하고 있다.

1 긴장성목반사

긴장성목반사 (tonic neck reflex: TNR)란 근위목뼈 주위의 고유수용기에 의해서 팔다리 근육의 기장을 조절하여 자세를 유지하는 반사를 말한다. 목반사는 몸통과 머리의 상대관계로 일어나지만, 머리에는 가속도가 가해지면 나타나기 쉬워진다.

긴장성목반사는 (1) 대칭성, (2) 비대칭성의 두 가지로 분류할 수 있다.

a. 대칭성긴장성목반사 (symmetrical tonic neck reflex: STNR) (그림 3-8)

머리가 굽힘 방향으로 움직이는 (머리 앞굽힘) 것에 의해서, 팔에서는 굽힘근군의 긴장 증대가 나타나고, 또한 다리에서는 폄근군의 긴장 증대가 나타난다. 반대로 머리가 폄 방향으로 움직이는(머리 등쪽굽힘) 것에 의해서 팔에서는 폄근군이 의미 있게 작용하고, 다리에서는 굽힘근군이 의미 있게 작용하는 자세가 된다.

[좌우 대칭성(symmetry)이 요구되는 스포츠 종목]

달리기 동작, 스키(점프, 크로스컨트리, 알펜 경기), 체조경기(기계체조), 수영 동작, 씨름, 중량물 들어올리기(weight lifting), 자전거 경기 등.

이러한 동작은 대칭성긴장성목반사(STNR)의 영향을 강하게 받고 있다는 것을 알 수 있다.

즉,

① 턱을 올리면 팔은 보다 펴지기 쉬워지고 (폄의 우위), 다리는 굽히기 쉬워지며 (굽힘의

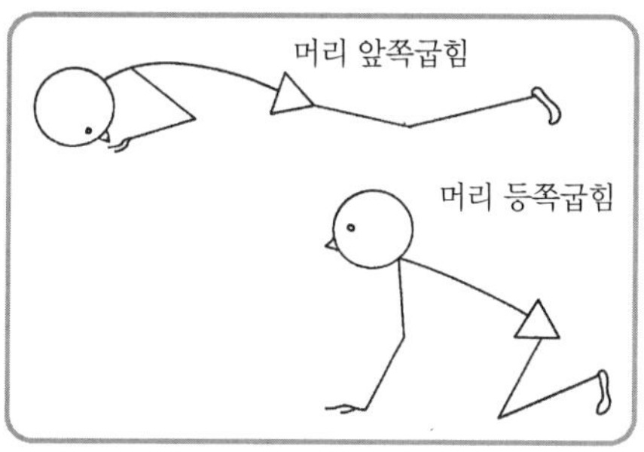

그림 3-8 대칭성긴장성목반사

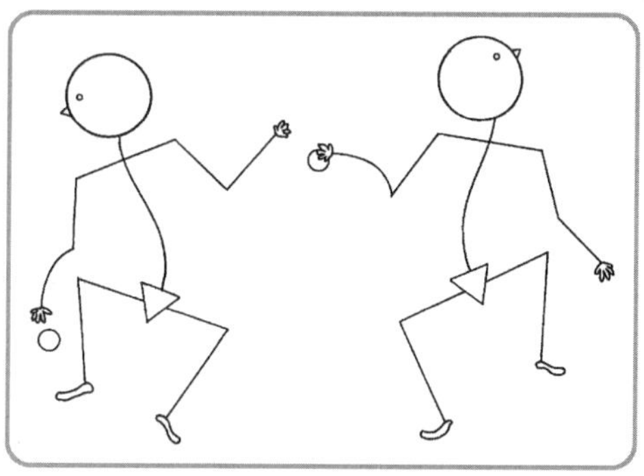

그림 3-9 비대칭성긴장성목반사

우위), 동시에 몸통도 휘기 쉬워진다.

② 반대로 턱을 당기면 팔은 보다 굽히기 쉬워지고, 다리는 펴기 쉬워지며 몸통도 굽히기 쉬워진다.

b. 비대칭성긴장성목반사 (asymmetrical tonic neck reflex: ATNR) (그림 3-9)

머리의 가속도를 수반한 돌림(회전)에 의한 팔다리근육의 긴장변화에 의해서 일어나는 반사이다. 머리를 한쪽으로 돌도록 움직이면 얼굴 쪽의 팔 · 다리의 폄근 긴장은 증대하고, 뒤통수 쪽은 굽힘근 긴장이 증대한다.

[좌우 비대칭(asymmetry)으로 실시되는 스포츠 종목]

투척(던지기 동작), 궁도(archery), 펜싱, 배구, 유도 등.

이상의 동작은 비대칭성긴장성목반사(ATNR)의 영향을 강하게 받고 있다는 것을 알 수 있다.

즉,

① 강력한 폼을 위한 개시자세에서는 물건을 드는(조작하는) 손이 뒤통수 쪽에 있고, 동시에 팔이 굽혀 있음을 알 수 있다.

② 강력한 폼을 위한 개시자세에서는 목적물(대상물)을 보고 있는 얼굴 쪽의 팔은 펴져 있을 것이 필요하다.

③ 거기서부터 몸을 중개로 하여 앞뒤의 팔을 앞뒤 반대방향으로 이동시킴으로써 목적 동작이 수행된다.

④ 다리에 대해서는 일반적으로 얼굴 쪽은 펴지고, 뒤통수 쪽은 굽혀져 있다.

⑤ 관성의 모멘트 및 운동량의 모멘트를 최대한으로 이용하여 운동이 수행되고 있다(팔과 다리의 관계가 "대각선 · 나선"으로 되어있다).

2 긴장성미로반사

긴장성미로반사 (tonic labyrinthine reflex: TLR)는 공간에서의 머리 위치의 변화에 대응해서 일어나는 반사이며, 응답이 나타나는 신체의 부위에 따라서 팔다리에의 반사, 머리 · 몸통에의 반사, 안구에의 반사가 있다. 일반적으로는 바로 누운 자세에서는 "폄근군>굽힘근군", 엎드려 누운 자세에서는 "폄근군<굽힘근군"에 근육활동이 우위로 작용하는 현상을 말한다 (그림 3-10).

신생아기의 비교적 조기에 소실한다는 것으로부터 원시반사라 불리고 있으나, 성장하면 완전히 소실하는 것이 아니라, 다른 중추신경계의 작용에 덮여서 "나타나 있지 않는" 것이 되는 것이다. 뒤에 소개하는 "수중에서의 운동"에서는 성인이 되어도 이 반사가 인지된다.

긴장성목반사가 몸통과 머리의 상대적인 위치관계(가속도를 수반한)에 의해서 일어나는 것에 반해서 긴장성미로반사는 머리와 중력의 관계를 감수하여 일어나는 것이며, 이 양자는 서로 협동적으로 작용하고 있으므로, 보통은 이들을 명확히 분리하는 것은 어렵다. 특히 대칭성긴장성목반사 (STNR)와 긴장성미로반사 (TLR)의 명확한 구별은 불가능에 가깝다 (그림 3-8, 그림 3-10).

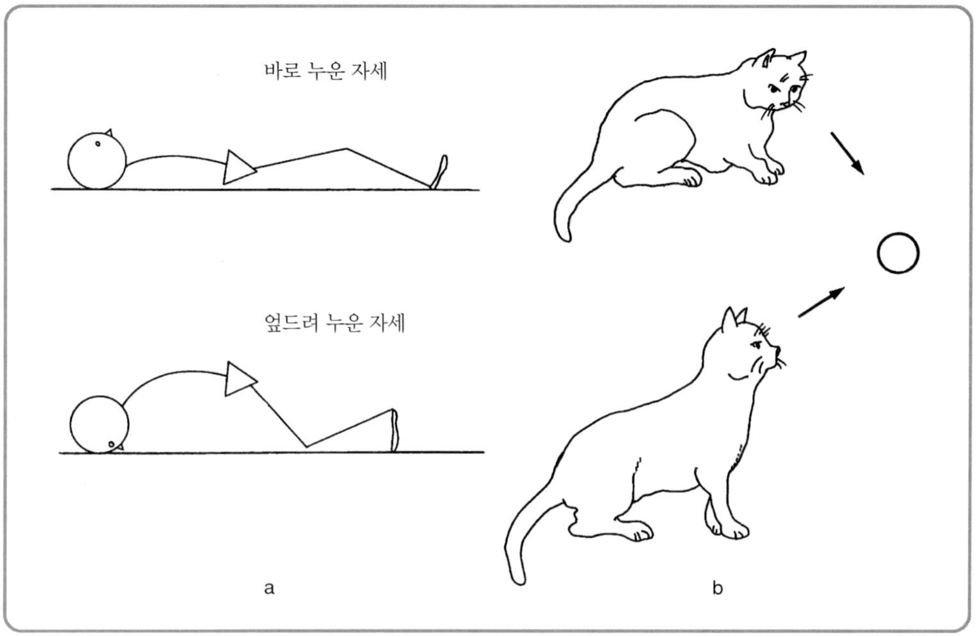

그림 3-10 긴장성미로반사와 대칭성긴장성목반사

a: 긴장성미로반사(TLR). 바로 누운 자세에서는 "폄근군>굽힘근군", 엎드려 누운 자세(네발로 기기 자세 포함)에서는 "폄근군<굽힘근군"으로 근육활동이 우위로 작용한다.

b: 대칭성긴장성목반사(STNR)와 긴장성미로반사(TLR)의 가중된 현상이다. 실제의 장면에서는 b에서 볼 수 있는 것처럼 STNR과 TLR이 조합되어(가중되어) 움직임 속에서 효과적으로 활용되어 있다. 이 그림에서는 대체로 보아 TLR의 영향으로 굽힘근이 우위로 작용하고 있으나, 아래쪽을 볼 때는 턱을 당겨서 더욱 앞다리가 굽는다. 또한 위쪽을 볼 때에는 TLR에 거슬러서 턱이 올라가고, 동시에 앞다리도 뻗는다는 현상이 인지된다.

(覺張秀樹[10])

4 운동패턴과 정중선 및 겨드랑선의 관계

A PNF 운동패턴

PNF의 촉진요소인 운동패턴은 첫째 Gellhorn의 연구와 Kabat 등의 치밀한 관찰에 의한 것이며, 에너지 효율이 좋은 작업 동작, 스포츠 동작의 분석과 근육의 해부학적 확인작업의 결과에 의한 것이다. 따라서 PNF 패턴과 마찬가지의 움직임은 스포츠 동작에서 빈번히 볼 수 있다. 오히려 이 운동 패턴에 거스른 움직임을 하면 "오용(misuse)"으로 연결되고, 스포츠 장애의 원인이 된다.

신체운동은 "복합운동"이지만, 여기서는 편의상 "관상면상에서 움직임"과 "시상면상에서 움직임"으로부터 분석해본다.

1 관상면상에서 움직임

관상면상에서 움직임은 "정중선"과 "겨드랑선"이라는 관점에서부터 생각할 필요가 있다(그림 3-11).

PNF에서 팔의 패턴은 정중선과 겨드랑선의 연장선상에서 실행되고, 기본적으로는 팔꿈치머리가 몸통 앞면에서 정중선을 넘는 일은 없다. 스포츠 동작에서도 마찬가지이고, 일련의 동작의 흐름 속에서 정중선을 넘는 가동범위가 되는 일이 있으나, 힘의 전달은 정중선과 겨드랑선의 사이에서 수행되고 있다.

다리에서도 마찬가지로 무릎뼈 중앙이 정중선과 겨드랑의 연장영역의 사이에 위치하는 곳에서 실행되고 있다. 다리도 일련의 동작의 흐름에서, 그 이상의 가동범위가 되는 일이 있으나 힘의 전달은 정중선과 겨드랑선의 사이에서 수행되고 있다.

그림 3-12에 나타낸 것처럼 양 다리 하중의 경우에는 무릎뼈 중앙이 겨드랑선 바로 아래에 위치하는 것이 가장 안정성이 높고, 한쪽다리 하중의 경우에는 하중을 가하는 한쪽다리의 무릎뼈 중앙이 정중선상에 위치함으로써 안정된다 (그림 3-13).

예컨대, 다리의 정렬에 대해서 관찰해보면 무릎앞십자인대 손상(ACL 손상)을 예방하기 위해서는 다양한 인자가 필요하지만, 그 중에서도 "동적 정렬(dynamic alignment)"의 관점으로부터는 "움직임 속에서 겨드랑선의 바로 아래에 무릎뼈 중앙이 위치하고, 그 연장선이 엄지발가락과 둘째발가락 사이에 위치하는 것"이 이상적이라 하고 있다 (그림 3-14). 이 위치관계가 무너져버리면 스포츠 외상 및 장애의 리스크는 높아진다 (그림 3-15).

또한 중력중심이 이동하는 투구동작에 대해서 보면, 한쪽다리 선 자세 때에는 반대쪽 무릎뼈는 정중선상에 위치하고(다리의 굽힘-모음-가쪽돌림의 종료자세), 역학적으로 힘을 중심부분에 모아두고 동작을 시작하고 있다 (그림 3-16).

운동방향은 제2장(p11)에서 해설한 바와 같이 봉우리와 위앞엉덩뼈가시를 기본으로 생각하는 것은 대전제이다. 그 안에서 "팔꿈치머리는 겨드랑의 연장선상과 정중선상", "무릎뼈는 겨드랑선상과 정중선상"의 사이에서 운동이 수행되는 것을 재확인해야 한다.

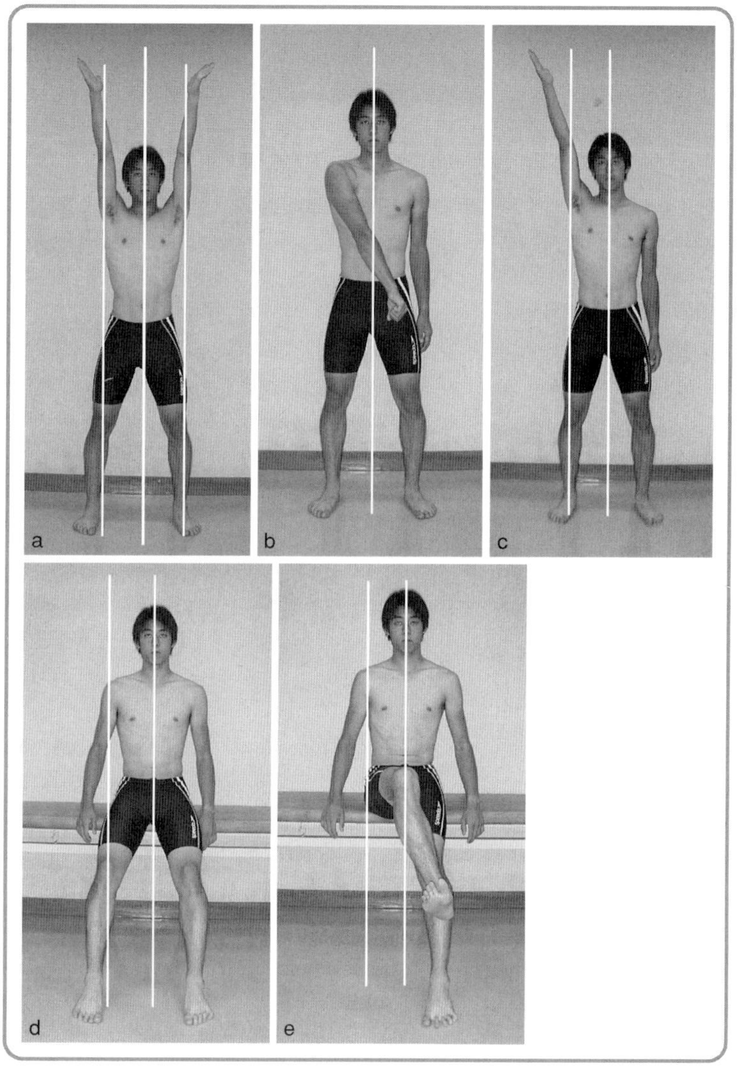

그림 3-11 정중선과 겨드랑선

a: 신체의 중앙의 선이 "정중선", 그 이외가 "겨드랑선" 및 "겨드랑선의 연장영역"을 나타낸다. b, c: 팔의 운동은 팔꿈치머리가 겨드랑선의 연장영역과 정중선 사이에 위치하는 곳에서 실행된다. d, e: 다리의 운동은 무릎뼈가 겨드랑선과 정중선의 사이에 위치하는 곳에서 실행된다.

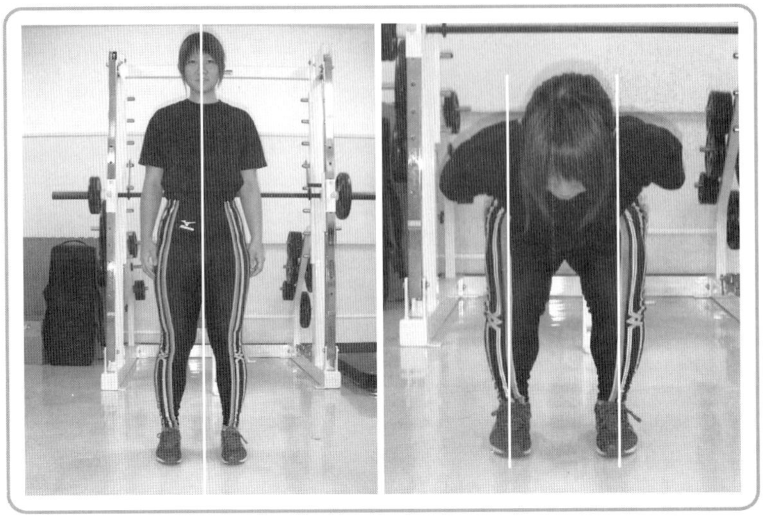

그림 3-12 양 다리에 하중을 가할 때 안정하중자세

양 다리에 의한 선 자세 때에는 겨드랑선의 바로 아래에 무릎뼈 중앙이 위치함으로써 역학적으로 가장 안정된다.

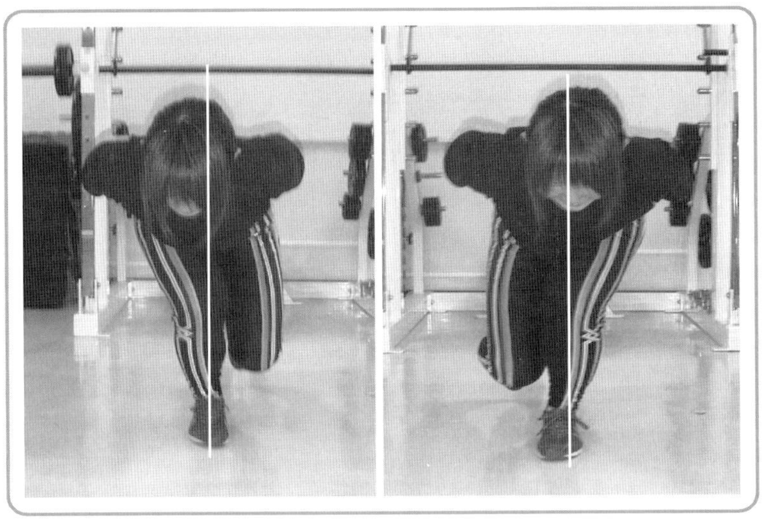

그림 3-13 한쪽다리에 하중을 가할 때 안정하중자세

한쪽다리에 의한 하중을 가할 때에는 무릎뼈의 중앙이 정중선상에 있음으로써 안정된다.

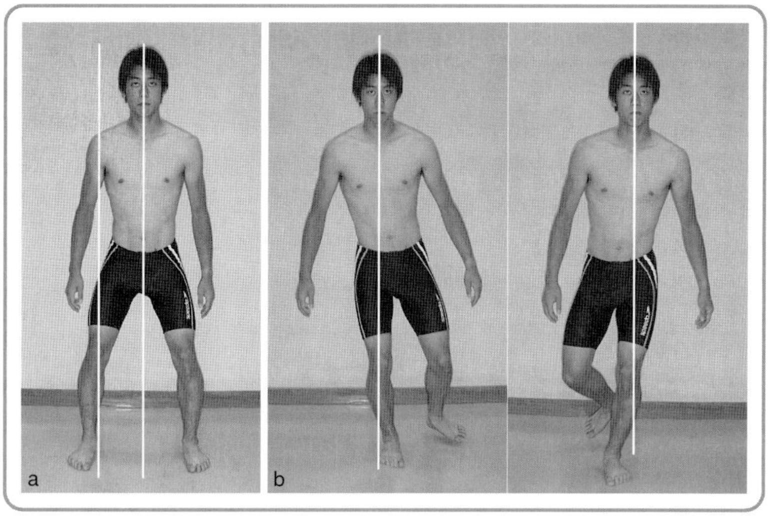

그림 3-14 다리의 이상적인 하중상태

a: 양 다리 선 자세의 경우, 겨드랑의 바로 아래에 무릎뼈가 위치하는 것이 이상적이다.
b: 한쪽다리 하중에서 정중선상에 정확히 체중이 실려 있는 것이 이상적이다.

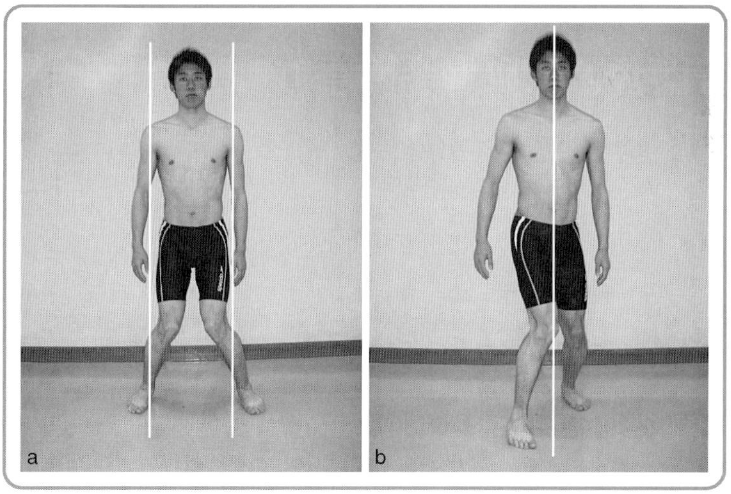

그림 3-15 하중상태의 파국 (스포츠 장애의 위험성의 증대)

a: 하중과 함께 무릎뼈가 겨드랑선보다도 안쪽으로 들어가 버림으로써 위험성이 증대한다.
b: 스텝 때 하중과 함께 무릎뼈가 신체의 보다 안쪽으로 들어가 버림으로써 위험성이 증대한다.

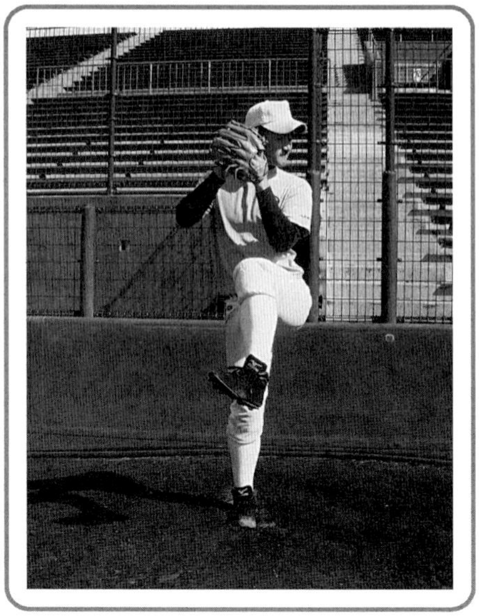

그림 3-16 투구 때 한쪽다리 선 자세

무릎뼈 중앙이 정중선상에 위치하여 역학적으로 가장 힘을 발휘하기 쉬운 준비상태를 만들고 있다(다리의 폄-벌림-안쪽돌림의 시작자세 그 자체이다).

2 시상면상에서 움직임 (그림 3-17)[1]

시상면상에서 움직임에 대해서 관찰해보면, 어깨뼈의 움직임은 "뒤쪽올림-앞쪽내림" 및 "뒤쪽내림-앞쪽올림"의 조합으로 시행되고 있고, 이것에 대응한 팔의 움직임이라는 것을 알 수 있다.

한편 골반의 움직임은 "뒤쪽올림-앞쪽내림" 및 "뒤쪽내림-앞쪽올림"의 조합으로 실행되고 있고, 이것에 대응한 움직임이다.

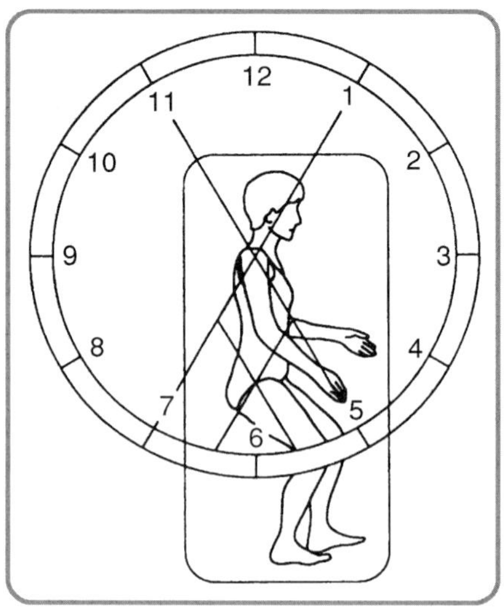

그림 3-17 시상면상에서 움직임, 대각선의 운동

(Adler SS 외[1])

B 팔의 PNF 패턴과 스포츠 동작 — 정중선과 겨드랑선의 관계

원활하고 강력한 스포츠 동작은 일정한 법칙에 따르고 있다. 팔의 동작의 경우에는 팔꿈치머리가 겨드랑선의 연장선상과 정중선상의 사이에 있을 때에 수행되고 있다. 일련의 움직임에서, 예컨대, follow through로서의 라인을 넘어서 움직이는 일은 있으나, 실제의 효과가 있는 움직임은 팔꿈치머리가 상기의 위치에 있을 때에 실행되고 있다는 것을 재확인할 필요가 있다.

겨드랑선의 연장선상과 정중선상을 중심으로 한 홈(groove)으로부터 일탈하면 오용(misuse)에 의한 스포츠 장애 (예컨대, 투구어깨 장애나 투구팔꿈치 장애 등)로 결부되기 쉬워진다.

관상면 및 시상면의 움직임을 복합적으로 관찰해본다.

① 어깨관절의 폄－모음－안쪽돌림(어깨뼈의 뒤쪽올림→ 앞쪽내림)
스포츠 동작의 예: 배구의 스파이크, 테니스의 첫 서브, 투구동작, 수영의 접영 등
팔꿈치머리의 위치의 변화: 겨드랑선→ 정중선, 정중선→ 정중선

② 어깨관절의 폄－벌림－안쪽돌림(어깨뼈의 앞쪽올림→ 뒤쪽내림)
스포츠 동작의 예: 수영의 크롤, 당수의 뒤쪽치기, 테니스의 스트로크, 유도에서 강하게 잡아끄는 동작 등
팔꿈치머리의 위치의 변화: 정중선→겨드랑선

③ 어깨관절의 굽힘－모음－가쪽돌림 패턴(어깨뼈의 뒤쪽내림→ 앞쪽올림)
스포츠 동작의 예: 수영의 배영동작 등
팔꿈치머리의 위치의 변화: 정중선→ 겨드랑선→ 정중선

④ 어깨관절의 굽힘－벌림－가쪽돌림 패턴(어깨뼈의 앞쪽내림→ 뒤쪽올림)
스포츠 동작의 예: 유도의 끌어당김 동작 등
팔꿈치머리의 위치의 변화: 정중선→ 겨드랑선

팔의 운동을 할 때에는 팔꿈치머리가 겨드랑선의 연장선상과 정중선의 사이에서 목적운동이 수행되면, 팔의 각 관절이 가장 안정되어 있다 (오용에 의한 스포츠 장애가 가장 일어나기 어렵다).

C 다리의 PNF 패턴과 스포츠 동작 — 정중선과 겨드랑선의 관계

다리의 스포츠 동작도 팔의 동작과 마찬가지로 일정한 법칙에 따르고 있다. 다리 동작의 경우에는 무릎뼈 중앙이 겨드랑선상과 정중선상의 사이에 있을 때에 실행되고 있으면 스포츠 외상(예컨대, 무릎앞십자인대 손상 등)은 발병하기 어려울 뿐만 아니라, 오사용(misuse)의 축적에 의해서 일어나는 스포츠 장애[예컨대, 엉덩정강근막띠염(장경인대염)이나 shin splints 등]의 예방으로 연결된다.

① 엉덩관절의 굽힘-모음-가쪽돌림(골반의 뒤쪽내림→ 앞쪽올림)
스포츠 동작의 예: 축구의 슛 동작(인사이드 킥), 허벅다리 올리기 동작 등
반대쪽의 "축이 되는 다리"의 무릎뼈의 위치: 겨드랑선→ 정중선
② 엉덩관절의 폄-벌림-안쪽돌림(골반의 앞쪽올림→ 뒤쪽내림)
스포츠 동작의 예: 유도의 안쪽 허벅지 동작, 무도에서의 걷어차는 동작 등
반대쪽의 "축이 되는 다리"의 무릎뼈의 위치: 정중선→ 겨드랑선
③ 엉덩관절의 굽힘-벌림-안쪽돌림 패턴(골반의 앞쪽내림→ 뒤쪽올림)
스포츠 동작의 예: 축구의 아웃사이드 킥, 당수의 앞쪽차기 등
반대쪽의 "축이 되는 다리"의 무릎뼈의 위치: 정중선→ 겨드랑선
④ 엉덩관절의 폄-모음-가쪽돌림 패턴(골반의 뒤쪽올림→ 앞쪽내림)
스포츠 동작의 예: 유도의 발걸이, 도약경기에서 도움닫기의 땅을 힘차게 차고 뛰어 오르기 동작 등
반대쪽의 "축이 되는 다리"의 무릎뼈의 위치: 겨드랑선→ 정중선

D 목의 PNF 패턴과 스포츠 동작

① 머리 · 목의 돌림을 수반하는 굽힘
스포츠 동작의 예: 축구의 헤딩 동작 (그림 3-18)
머리 · 목 부분의 움직임의 방향: 관상면상과 시상면상의 복합운동
② 머리 · 목의 돌림을 수반하는 폄
스포츠 동작의 예: "브리지 동작" 등 (그림 3-19)
머리 · 목 부분의 움직임의 방향: 관상면상과 시상면상의 복합운동

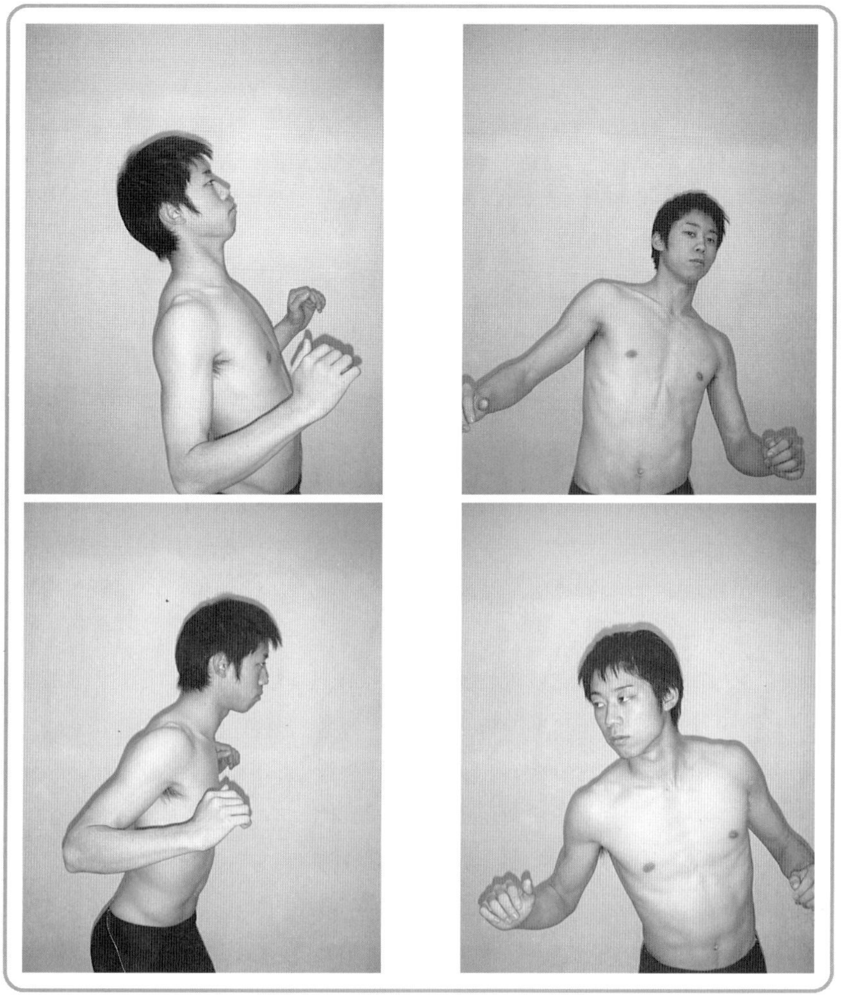

그림 3-18 축구의 헤딩 동작

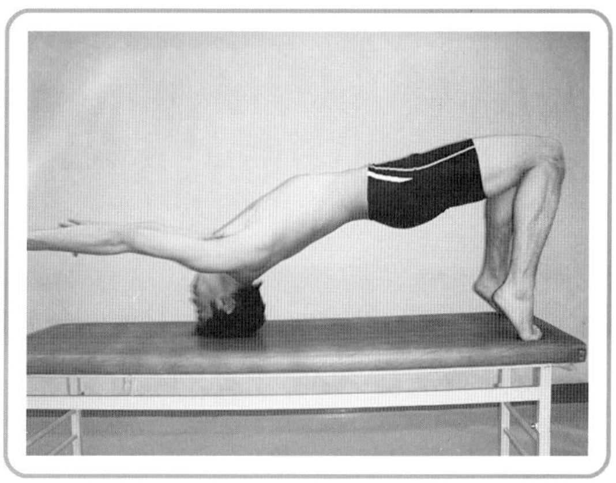

그림 3-19 브리지 동작

5 근육수축

A 목적동작에 관여하는 근육군의 역할

인간의 목적동작에서는 단일근육의 단독 수축만으로 운동이 수행되는 일은 있을 수 없다. 적어도 "주동근군과 길항근군의 상호관계"가 성립하지 않으면 관절운동은 일어날 수 없고, 또한 그 움직임에 관여하는 "보조근"도 필요하다. 그리고 무엇보다도 자세를 유지하여 어떤 관절운동을 보상하기 위해 작용하는 "고정근"의 존재도 잊어서는 안 된다[10).]

1 주동근군

어떤 목적동작을 수행하기 위해 작용하는 근육군. 이 경우에 동작의 시작에서부터 종료까지 단일근육만이 주동근인 경우는 없으며, 그 관절각도에 따라서 역할이 시시각각 변화하는 것이 특징이다. 따라서 "주동근군"이라 표기하기로 한다. 주동근군으로서는 주로 단축성 수축이 주체가 되지만, 일부 정지성 수축이 되는 경우가 있다.

2 길항근군

일반적으로 주동근군의 반대쪽에 위치하고 주동근군과 길항하는 관계에 있는 근육군이다. 길항근군으로서는 주동근군의 단축성 수축에 수반해서 신장성 수축이 주체가 되고 주동근군의 정지성 수축에 수반해서 정지성 수축이 되는 경우가 있다.

3 보조근군

어떤 목적동작의 수행을 원활하게 하기 위해 협력하여 작용하는 근육군으로서 보조근군이 있다. 이 근육근군은 관절운동의 어떤 각도에서만 작용하는 경우도 있다.

4 고정근군

어떤 목적동작의 수행에 있어서 자세를 유지하기 위해 주로 작용하는 근육군이다. 중력중심위치가 높아지고 기저 면이 좁아지면 좁아질수록 자세를 안정시키는 고정근군의 역할이 커진다.

B 근육수축의 정상적인 타이밍

PNF의 촉진의 요소의 항목에서도 설명하였으나, 어떤 목적동작을 수행함에 있어서는

"연속되고 동시에 협동성이 있는 운동"이 필요하다. 많은 협동성을 가진 효율적인 운동에서는 원위에서부터 근위의 운동으로 확대되어가는 것이 일반적이다. 인간이 선 자세에서 세밀한 운동을 실행할 때의 균형은 원위(발목관절)에서부터 근위 (무릎관절 · 엉덩관절 · 몸통)로 진행된다.

근위부분만을 고정근군으로서 수축시켜 놓은 다음에 원위로 운동을 확대시켜가는 것은 오용(misuse) 그 자체이며, 그것이 거듭 쌓이는 것에 의해서 스포츠 장애의 원인이 된다.

"정상적인 타이밍"으로 원위에서부터 근위로 운동이 확대되어 가는 것은 강력한 목적동작을 수행하기 위해 올바른 운동의 연쇄를 만들어내는 요소인 것이다.

C 근육기능의 종합

① 촉진의 패턴에서는 개개의 근육은 그 패턴의 주동근군과 함께 완전히 신장한 상태에서부터 완전히 단축한 상태로 향해서 수축한다.

② 개개의 근육은 그 존재부위나 구조적으로 허용되는 범위에서 3개의 운동요소, 즉, "굽힘/폄", "모음/벌림" "안쪽돌림/가쪽돌림"을 갖는다.

③ 개개의 근육은 대각선상의 반대쪽에 있고 반대의 운동요소를 가진 길항근군과 관계하면서 완전히 신장한다.

④ 개개의 근육은 운동에서의 공통요소나 그 존재부위에 의해서 관련 패턴에 작용한다. 이 경우 그 관련되는 패턴이 주동근군 또는 길항근군 패턴인가에 따라서 단축성 반응이거나, 신장성 반응이거나 한다.

⑤ 개개의 근육은 패턴에서의 하나의 운동요소를 단독으로 실행하는 것이 아니라, 관련되는 근육군에 의해서 강화됨과 동시에 이들의 관련 근육군의 운동요소를 강화한다.

⑥ 하나의 근육에 결함이 있는 경우, 그 근육의 운동의 주된 요소가 가장 큰 영향을 받고, 운동의 제2요소, 제3요소가 됨에 따라 받는 영향은 작아진다.

D 이른바 "저항운동"과 PNF

스포츠 조절(sports conditioning)에서는 각종 저항운동(resistance exercise)을 어떻게 편입시켜 가는지가 과제이다. 시행착오 하에서 일일의 단련이 쌓이는 것이 현 상황이지만, PNF가 갖는 특징을 활용하는 것에 의해서 다른 저항운동에서는 얻을 수 없는 다양한 효과를 기대할 수 있다.

여기서는 PNF와 비교한 저항운동의 문제점을 기술한다.

PNF에서는 "도수치료"의 특징을 활용하는 것에 의해서, 아래에 나타낸 다양한 문제점에 대한 대응이 가능해져 있는 것이다.

1 각종 저항기기를 사용한 운동

각종 저항기기(resistance machine)를 사용한 운동은 훈련/조절운동의 장면만이 아니라, 스포츠 상해의 재활의 초기단계에서도 사용되는 일이 많다.

[PNF와 비교한 문제점: PNF에서는 이들의 문제점을 해결할 수 있다]

- 운동의 궤적이 일정하고 단일 평면상에서 실행되는 것이 대부분이다.
- 단일체이고 단일동작밖에 저항운동을 할 수 없는 것이 많다.
- 이 때문에 전신에 걸쳐서 자극을 주기 위해서는 많은 기계가 필요하다.
- 3차원 방향으로 저항을 가할 수 없다.
- 특정 동작을 시행하기 위해 어떤 일정한 자세가 되어 운동하기 때문에 자세유지에 균형반응을 필요로 하지 않는 것이 많다.
- "동작"이라는 관점에서부터 "특이성을 고려한 훈련/조절"이 되지 않는다.
- 동작의 중간에서부터 종반에 걸쳐서 저항이 커지는 기계가 대부분이다.
- 고가의 기계가 많아 많은 동작에 대응하기 위해 경제적 부담이 크다.
- 기계의 이동이 곤란하다.

2 프리웨이트(역기, 아령)를 사용한 저항운동

저항기계에 비하여 프리웨이트(free weight)는 자세를 유지하면서 운동하기 때문에 보다 운동선수용의 운동으로서 채택하는 일이 많다.

[PNF와 비교한 문제점: PNF에서는 이들의 문제점을 해결할 수 있다]

- 모두 "중력에 저항하여 중량물을 들어올리는" 것에 의해서 저항을 주기 때문에, 그것에 맞춘 자세를 유지할 필요가 있다. (동작의 관점에서부터 "특이성의 원칙"에 따르고 있지 않다)

- 3차원 방향으로 저항을 가할 수 없다.
- 양손(한손)으로 샤프트가 없는 추를 잡고 유지하면서 운동하기 때문에 "정상적인 타이밍"이 성립하여 있지 않다. 즉, 말초부분에서부터 중추부분으로 운동이 확대되어 있지 않다. (중추부분의 과도한 근육수축이 일어난다)
- 신장반사를 이용하는 것도 부분적으로는 가능하지만, 신장반사를 일으키려면 자극이 지나치게 강한 일이 많다.
- 관절의 토크(torq(e)와의 관계에서 저항자극이 관절각도의 토크에 대응하여 있지 않다. (isokinetic contraction으로는 될 수 없다)
- 위의 문제 때문에 개시영역에서는 저항이 강하지만, 중간영역을 지나면 저항을 가하는 것이 어려워진다.

3 고무 밴드 (튜브)를 사용한 저항운동

언제라도, 어디서도 할 수 있는 저항운동으로서 사용된다.

[PNF와 비교한 문제점: PNF에서는 이들의 문제점을 해결할 수 있다]

- 동작의 종료영역일수록 저항이 커지고 실제의 동작과는 다른 근육수축양식이다.
- 3차원 방향으로 저항을 가할 수 없다.
- 최대저항(최적저항)이 되기 어렵다.
- back pressure가 가해지지 않기 때문에 신장성 수축은 일으킬 수 없다.
- "신장반사"를 일으킬 수 없기 때문에 근육수축력 수준은 상승하기 어렵다.
- 신장반사를 이용할 수 없다. (신장-단축 사이클은 작동하지 않는다)
- "지레의 원리"로부터 고무 밴드에 의한 저항을 지나치게 강하게 하면, 중추부분의 근육만이 과도하게 수축한다.

6 스포츠 현장에서 근육의 신장(stretching)과 PNF

A 스포츠 현장에서 사용되는 신장

스포츠 현장에서 사용되고 있는 이른바 "신장, stretching"은 그 근육의 수축(신장)기전에 의해서 다섯 가지로 분류해서 생각할 필요가 있다 (표 3-1)[15, 19].

기본적으로 PNF 이외는 개인(self)으로 실시하는 방법이며 치료사에 의한 조작이 가해지는 PNF와 동일하게 논할 수는 없는 것이다[25]. 여기서 신장에 대한 문제점을 정리하여 검토하고 PNF의 특징에 대해서 재확인한다.

표 3-1 신장의 5분류

신장의 종류	대인관계의 활용		호흡의 이용방법			실시 시기에 의한 분류				
	1인 self	파트너 partner	날숨을 이용 expiration	깊은 호흡 deep breath	호흡을 멈추고 no breath	매일의 체조 daily exercise	준비 운동 warming up	정리 운동 after conditioning	적극적인 피로 회복 positive rest	본질적인 유연성의 향상 flexibility training
폭발적 신장 ballistic stretching	○	○	○			○	○			○
안정적 신장 static stretching	○		○	○		○		○	○	
PNF 신장 PNF stretching		○	○		○		○	○	○	○
동적 신장 dynamic stretching	○		○		○		○			○
반대활동 신장 counter activity stretching	○				○	○	○	○		

(覺張秀樹[15, 19]에서 변경)

B 자기신장 (self stretching)

1 안정적 신장 (static stretching)

a. 기전과 방법

호흡을 멈추지 않고 느리게 근육을 신장하는 방법.

b. 문제점

① 느리게 근육을 신장하기 때문에 신장반사가 약화된 상태를 만들 뿐이므로 각성수준의 향상으로는 되지 않는다(반응의 문턱값 수준은 저하한다).
② 주동근과 길항근의 원활한 연계를 도모할 수 없다.
③ 신장-단축 사이클(stretch-shortening cycle)은 작동하지 않는다.

c. 특징을 살린 사용방법

"각성 스트레칭(wake-up stretching)"의 이름도 있는 것처럼 운동을 시작할 때에 최초로 대처하는 신장으로서 효과적이다.

2 폭발적 신장 (ballistic stretching)

a. 기전과 방법

반동을 이용하면서 근육을 신장하는 방법이다. 별명 "shock method" 또는 "plyometric exercise"라고도 일컬어지는 것처럼 외부로부터의 급격한 자극을 입력함으로써 근육의 반응을 일으키려고 하는 방법이다.

b. 문제점

① 반동을 붙여서 근육이 신장되므로 신장반사가 방어적으로 작용하여 근육의 과다긴장이 높아진다(반응의 문턱값 수준은 저하한다).
② 주동근의 근육수축에 의해서 길항근이 신장되기 때문에 길항근에 억제작용이 작용하게 된다(Ib 억제).
③ 저항운동으로 되어있지 않다(정상적인 타이밍으로 운동이 일어나 있지 않다).

"신장자극"이 적절하다면 신장반사가 효과적으로 작용하지만, 한편으로 지나치게 강하면 오히려 "방어반응"으로서 작용하여 근육의 수축을 강화시키게 된다.

c. 특징을 살린 방법

반동을 이용하는 것에 의해서 신장-단축 사이클이 발생하여, 자체중량을 이용하거나(주로 다리), 비교적 중량이 무거운 공을 이용하거나(주로 팔) 하여 자극이 강한 운동으로써 이용이 가능하다.

3 동적 신장 (dynamic stretching)

a. 기전과 방법

주동근군의 수축과 길항근군의 이완을 율동적으로 변환하여 반복해서 실시하는 방법이다.

b. 문제점

주동근군의 수축과 길항근군의 이완을 정확히 실행하는 것은 현실적으로는 불가능에 가깝다. 더욱이 그것을 변환해서 실행하는 것이 가능한지 어떤지가 문제이다.

c. 특징을 살린 사용방법

신장–단축 사이클이 작동하기 때문에 폭발적 신장의 발전계로서 자극을 강화하기 위해 사용하는 데에는 효과적이라 할 수 있으나 스스로 실행하는 방법이기 때문에 적정한 자극이 어렵다.

4 역 신장 (counter stretching)

a. 기전과 방법

어떤 목적에 동반해서 일어나는 움직임을 역방향의 움직임으로 조절하면서 실행하는 방법이다. 반대 활동 신장(counter activity stretching)이라고도 한다.

b. 문제점

① 운동방향의 인식이 되어있지 않으면 역방향으로 저항을 가할 수 없다.

② 신장–단축 사이클은 작동하지 않는다.

c. 특징을 살린 사용방법

자세의 선택에 따라서(특히, 네발로 기기 자세)는 균형반응을 촉진하면서 각성수준을 올리는 것도 가능해진다.

C 신장의 방향성

각성수준을 올리는 것을 목적으로 한 신장의 경우, 신장의 방향성을 중시해야 한다(그림 3-20). 이것은 운동발달의 "머리-꼬리방향", "중추-말초", "투박하고 큼-미세"의 3원칙을 기본으로 한 사고방법이다. 하행성(원심성)의 신경지배의 관점으로부터도 신장의 방향은 중요하다[11].

하나의 예로서 목 패턴→ 양쪽성 팔 패턴(몸통상부 패턴)→ 한쪽성 팔 패턴→ 양쪽성 다리 패턴(몸통하부 패턴)→ 한쪽성 다리 패턴으로 진행시켜 가면 좋다.

이들은 방향성의 문제이며, 각각의 패턴 각각이 정상적인 타이밍으로 운동이 수행되고 있는 것이 기본이 되고, 결코 PNF의 원칙에는 반하고 있지 않다. 아무것도 모두 다리(원위부분)로부터 시작하는 것만은 아니며 "필요한 요소를 어떻게 끌어내는가"라는 관점에서부터 접근해갈 필요가 있다.

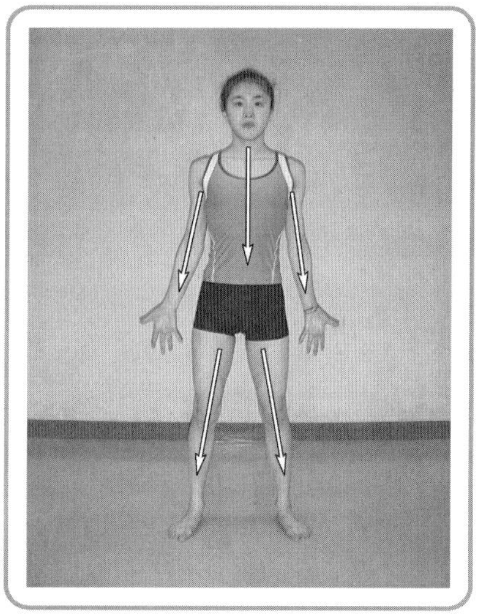

그림 3-20 신장의 방향성

"머리-꼬리", "중추-말초", "투박하고 큼-미세" 방향으로 신장을 진행시켜간다.

D 스포츠 현장에서 신장의 순서(워밍업의 경우)

스포츠 현장의 워밍업에서 신장을 실행하는 경우에 PNF를 도입한 방법을 생각하는 것이라면 PNF를 사용하기 전에 우선 운동선수 스스로가 실행하는 "각성의 신장" 즉, 안정적 신장(static stretching)부터 시작할 필요가 있다(이 경우에 물론 방향성의 문제는 해결되어 있어야 한다).

각성수준을 적정하게 높이기 위해 신장-단축 사이클을 효과적으로 활용하는 것이 긴요하다. PNF를 사용해서 치료사의 적절한 접근에 의해서 전신의 각성수준을 올리고, 최종적으로 운동선수 본인이 스스로 협동하기 위해 역 신장(counter stretching)으로 최종조정을 도모하는 순서가 이론적으로 가장 바람직하다고 생각한다[11, 16].

제4장 스포츠 조절과 PNF

1 스포츠 조절에 PNF를 사용하는 전제로서

스포츠 조절 (sports conditioning)에서 PNF를 사용함에 있어서는 표 4-1에 나타내는 것 같은 요소에 기초하여 종합적으로 판단할 필요가 있다. 접근하는 자세나 PNF 패턴, 또는 특수기법이나 저항의 양, 기타에 대해서 접근할 때마다 피술자와 상담 · 검토하면서 실천해야 한다. 이들의 요인에 따라서 어떻게 접근하는지 상황이 완전히 달라지기 때문이다. 또한 앞에서 언급한 대로, 치료사의 "접근에 있어서의 철학"과 "PNF의 습득수준"에 따라서 얻어지는 성과는 크게 좌우되는 것은 말할 것도 없다.

따라서 아래에 소개하는 접근법은 어디까지나 "모형"이지, 접근에 있어서의 결정요건이 되는 것은 아니다. 일반적인 금기사항에 충분히 배려한 다음에, 장면에 상응하는 최선의 대응에 노력할 필요가 있다. 특히 "시합 또는 경기 · 연기" 등의 장면에서는 시합이나 경기의 직전에 반응을 확인하면서 PNF를 사용한 접근에 임하는 것이 불가능한 일이 있다(임원이나 스태프로서 대동해도, 들어갈 수 없는 영역이 있는 등). 또한 시합이나 경기에 있어서 "어느 장면에서 사용하는지"에 따라서 당연하지만 접근의 순서는 달라진다.

표 4-1 스포츠 조절에 PNF를 사용하는 경우 고려해야 할 요소

- 스포츠 종목
- 경기수준
- 경기경험 연수
- 성별
- 근육출력 수준
- 치료사와 피술자의 신뢰관계의 정도
- 팀 내에서의 입장(놓여있는 상황)
- 피술자의 정신상태(각성수준, 특히 시합 때는 "숙달"의 상태)
- 당일의 문제점
  어떠한 타이밍으로 사용하는가(훈련인가, 워밍업인가, 피로회복인가 등)
  어떠한 요소를 끌어내는가.

소개한 순서대로 실천해야 하는 것은 아니며, "치료사의 숙달수준과 접근에 있어서의 철학"에 기초하여 실천되어야 한다.

이것을 고려한 다음에 어디까지나 "스포츠 분야"에서 실천하는 PNF의 순서로서 몇 가지의 아이디어를 소개한 것이라는 것을 사전에 양해를 구한다.

2 스포츠 조절에서 PNF의 사고방법

A 스포츠 조절에서 PNF의 역할과 자리매김

일반적으로 "스포츠 조절"의 영역은 표 4-2에 나타낸 것처럼 네 가지로 분류되어 있다. 즉, "신체면(physical)", "의료면(medical)", "기술면(skill)", "정신면(mental)"이고 각각에 대해서 배려할 필요가 있다[22].

표 4-2 수용기의 분류

신체면	(physical)	: 주로 신체적 요인에 관한 측면
의료면	(medical)	: 주로 의학적 요인에 관한 측면
정신면	(mental)	: 주로 정신적 요인에 관한 측면
기술	(skill)	: 주로 기술적인 요인에 관한 측면

"PNF는 훈련, 연습의 기본인 개별성의 원칙에 따라 개개인의 기능에 근거하여 깊은감각(심부감각)을 주로 한 여러 가지 감각자극을 입력함으로써 운동신경원의 흥분성을 변화시키는 조작법이다. 그리고 그 출력인 일의 효율이 좋은 동작패턴을 반복 연습시키는 기법이다. 그 결과 피술자의 수행 (performance)은 향상되는 것이다"[32].

이러한 PNF를 스포츠 조절에 이용하는 유용성은 다음과 같이 생각할 수 있다.

우선 "신체면 (physical)"에서의 유용성을 들 수 있다. 즉, "내재하는 기능에 의한 최고의 기능 창출"을 도모할 수 있는 것이다.

다음으로 "기술 (skill)"에서는 연습단계에서 정확한 기술을 습득하기 위해 보다 적절한 각성수준으로 올려서 운동을 시행하는 것에 의해서 그 개인이 가지는 능력의 범위에서 보다 걸맞은 기술을 습득할 수 있다.

더욱이 "정신면 (mental)"에서의 안심감 · 자신감을 획득할 수 있어, 시합 또는 경기를 향해서 최고의 수행 (performance)을 발휘하기 때문에 도움이 된다. 또한 "숙달" 대책을 위해 "호흡의 PNF"는 효과적인 수단이다. 이러한 점에서부터 본인 자신이 "효율적으로 움직일 수 있는" 것에 의한 안심감과 자신감은 경기를 향해서 정신적인 뒷받침이 되는 것이다.

PNF에서는 "각성수준"의 상승이 확인되어 있다. "적절한 각성수준을 유지"함으로써 스포츠 상해의 예방만이 아니라 스포츠 수행 (sports performance)의 향상 즉, "과제수행의 속도 및 정확성"을 향상시키는 것에도 활용할 수 있는 가능성이 있다.

B 접근의 흐름

"어떠한 동작에 착안하고", "어떠한 동작을 끌어내는지"에 대해서 대략적인 기본 라인은 있으나 일정한 법칙이 규정되어 있는 것은 아니며, PNF의 원리에 입각한 다음에 자세의 선택 또는 순서나 사용하는 패턴은 최종적으로는 피술자의 반응을 확인하면서 치료사 개인의 철학(philosophy)에 의해서 결정되는 것이다.

1 접근하는 자세의 선택

기저 면의 넓이와 중력중심위치의 높이라는 관점에서부터, 바로 누운 자세, 옆으로 누운 자세, 엎드려 누운 자세, 네발로 기기자세, 끝에 걸터앉은 자세, 한쪽무릎서기 자세, 무릎서기자세, 선 자세, 기타가 사용된다. 이들은 피술자의 반응을 확인하면서 선택되는 것이다.

2 패턴의 선택

양쪽성의 패턴인가, 또는 한쪽성의 패턴인가, 나아가서는 각종 조합 패턴을 사용하는 것인가에 대해서도 피술자의 반응을 확인하면서 선택된다.

조합 패턴을 사용하는 경우에는 부분학습법(part learning method)으로서 한쪽성 패턴으로 각각 확인한 다음에 조합 패턴으로 진행시킬 필요가 있다.

3 접근의 관점

PNF의 특징으로 환부에 직접적으로 접근(direct approach)하는 방법뿐만이 아니라, 환부로부터 떨어진 강한 부위에서부터 방산(irradiation)을 목표로 하여 접근하는 간접적 접근(indirect approach)이 있다. 특히 상위중추로부터의 영향을 고려하여 간접적으로, 한쪽 다리에 대해서 반대쪽 팔을 사용한 방법 등이 사용된다.

4 접근하는 방향

접근하는 방향은 신장과 마찬가지로 파악하면 효과적이다. 즉, "머리-꼬리방향"의 발달의 원칙에 따라서 목에서부터 접근하는 것이 필요하다. 하행성(원심성)의 신경지배의 관점에서부터도 접근하는 방향은 중요하다.

5 저항을 사용하는 방법

스포츠 조절에 PNF를 사용하는 경우의 빠지기 쉬운 문제로서, 사용하는 신장자극 · 신장반사 및 저항이 지나치게 강해져버려, 오히려 방어반응을 유발하는 일이 있다. 이 때문에 일반적으로 시술할 때 "억제"를 가하고 있는 경우가 많다.

대상이 되는 경기 스포츠선수(athlete)는 일반적으로 근육출력 수준이 높지만, 근육출력 수준이 높기 때문에 반응의 감수성이 높다(반응 문턱값 수준은 낮다). 따라서 사용하는 신장자극 · 신장반사 및 저항을 강화하면 보다 강한 반응을 얻을 수 있는 것은 아니며, 치료사는 기본에 충실하게 시술할 필요가 있다는 것을 다시 메모해두어야 한다.

6 다른 치료와의 병용

a. 전 처치(또는 병행처치)로서 물리요법(physical agent)의 활용

근육 내의 혈류량을 증가시키기 위해 PNF 시술 전에(또는 병행해서) 온열요법을 사용하고, 근육경축을 약화시키기 위해 PNF 시술 전에 냉각요법을 사용하는 경우가 있다.

b. 보강운동으로서 저항운동과 조합

스포츠 수행을 향해서, 우선 PNF를 시술하여 각성수준을 올리고, 전신의 반응수준을 높인 다음에 정확한 저항운동을 시행하면 보다 효과를 증폭시키는 것이 가능하다.

C 스포츠 조절 장면에서 PNF의 활용

스포츠 조절이건, 어떤 질환을 가진 환자이건, "무엇을 목표로 하여 어떠한 요소를 끌어내는지", 이를 위해 "PNF의 무엇을 활용하는지"에 대해서는 공통되어 있다. 즉, PNF를 활용하는 것은 각성수준을 올려서 본인이 가지는 힘을 가능한 한 발휘시키는 것이다.

스포츠 조절에서 PNF를 사용할 수 있는 것은 어디까지나 그 시점에서 "인간이 가지는 능력을 최대한으로 끌어내기 위한 지원"이다. 따라서 그 "인간이 가지는 능력수준 (축적의 수준)에 의해서, 저절로 한계가 발생한다. 기록에 도전하고 상대방과 싸우기 위해서는 본인의 "축적의 수준"을 보다 향상시켜두는 것이 필요하게 되는 것이다. 즉, 본인의 허용량(capacity)의 크기에 따라서 끌어낼 수 있는 결과가 다르다는 것을 이해해야 한다.

PNF로 모든 문제가 해결되는 것은 아니며, "사용하기 편리하고" 본인의 허용량을 확대하기 위한 노력을 게을리 해서는 안 된다. "축적하는 것"과 "끌어내는 것"과를 동시에 진행하여 실천해가야 한다. 이를 위해서는 전신의 균형을 고려한 훈련/조절의 관점이 반드시 필요하다 (그림 4-1).

"PNF로 잠재능력을 끌어내기" 위해 "잠재능력" 그 자체의 허용량의 확대에 눈을 돌리는 것이 전제조건이 된다[22].

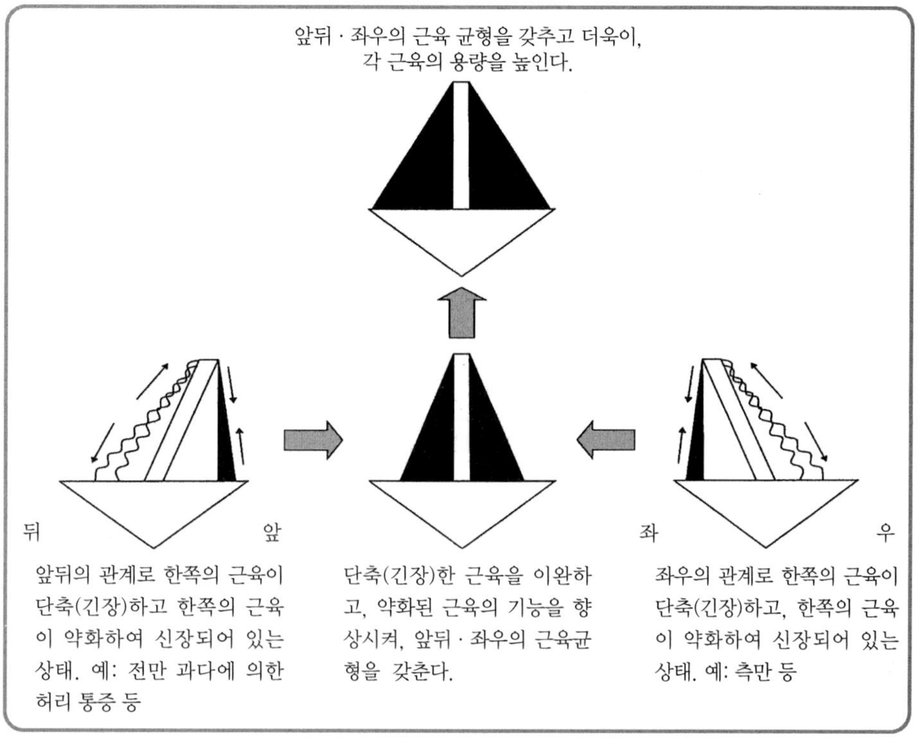

그림 4-1 신체의 균형에 대한 사고방법

(覺張秀樹[22])

표 4-3 체력훈련의 원칙

1. 점진성 과부하의 원칙(progressive overload)
   조금씩 부하(무게 · 거리 · 속도 등)를 올려가는 것,
2. 계속성 · 반복성의 원칙(continuity)
   계속해서 · 반복해서 시행하지 않으면 효과가 올라가지 않는다.
3. 특이성의 원칙(specific adaptation imposed demands: SAID)
   훈련은 그 고유의 효과밖에 올릴 수 없다.
4. 개별성의 원칙(individualization)
   훈련의 효과는 사람마다 효과가 다르다.
5. 의식성(awareness)
   자극을 주는 부위를 의식하고, "무엇을 위해", "무엇을 해야 하나"를 생각해서 시행할 것.
6. 전면성의 원칙(universality)
   모든 신체부위, 온갖 요소를 도입하여 시행하는 것.
7. 초회복(super-compensation)
   훈련과 휴양의 균형을 고려하여 보다 바람직한 반응을 얻는 것.

D 신체의 허용량을 확대하기 위해서는

"훈련의 원칙"(표 4-3) 중에서도 "특이성의 원칙(specific adaptation imposed demands: SAID)"을 이해하여두어야 한다. 즉, 인체에는 "주어진 부하에 대한 특별한 적응"이 나타나는 것이다. 따라서 "축적"을 만들어가는 단계에서 "사용하기 쉽도록(사용하는 것을 전제로) 축적을 만드는" 것이 중요하다. 그 결과로서 축적이 잘 활용된다. "사용하기 편리하게 축적이 만들어져" 있으면, PNF에 의해서 유도되는 반응도 보다 큰 것이 된다.

이를 위해서는 "훈련의 여러 원칙에 충분히 배려한 준비적인 운동"에 노력할 필요가 있다. 아무리 끝까지 노력해도 "없는 것은 끌어낼 수 없는" 것이다. "PNF로 모두 해결할 수 있다" 등의 도를 넘는 사고방법은 결코 양호한 결과로는 연결되지 않는다. PNF를 활용함과 동시에 "필요한 것을 축적하는 것의 중요성"을 충분히 이해하여야 한다.

E 스포츠 조절과 호흡 PNF

호흡에 대한 PNF는 주로 호흡기능의 촉진의 보조로서 사용되는 일이 많다. 스포츠 조절에서는 호흡기능을 촉진하고 호흡을 안정시키는 것에 의해서 정신적인 안정감을 증가시키는 수단으로서 유용하다.

젊은 여자선수에게 많이 관찰되는 것 같은 "과호흡증후군"의 예방대책에 한정하지 않고 호흡을 깊게, 그리고 안정된 것으로 함으로써 "숙달대책"으로서 활용할 수 있는 기법이다. 즉, "적정 각성수준"을 유지하기 위해서도 스포츠 장면에서는 연습 후(시합 후)의 이완기법이라기보다 오히려 워밍업 때에 사용하는 일이 많다. 이 경우에도 촉진의 요소 및 기본기법 및 특수기법을 적절히 조합하여 사용하는 것이 반응을 끌어내는 전제가 된다.

1 바로 누운 자세

① 복장뼈(흉골) 위에 양손으로 용수접촉을 하고 호흡의 리듬에 맞춰서 날숨(호기) 때에 비스듬히 아래쪽으로 압력을 가하여 날숨을 보조한다. 들숨(흡기)으로 옮겨가기 직전에 신속하게 신장자극을 사용하여 압력을 가해서 들숨을 보조한다. 이상을 반복해서 시행한다 (그림 4-2).

② 갈비뼈(늑골) 하부에 대해서 양손을 사용해서 아래쪽 및 중심부에 대해서 호흡에 맞춰서 압력을 가한다. 갈비뼈의 선을 따라서 손과 손가락을 비스듬히 대도록 한다. 갈비뼈 상부에 대해서도 큰가슴근(대흉근)의 위에 손을 대고 마찬가지로 시행한다 (그림 4-3).

2 네발로 기기자세

갈비뼈를 따라서 아래쪽으로 압력을 가한다. 강조하고 싶은 가슴의 양쪽 위에 도수접촉

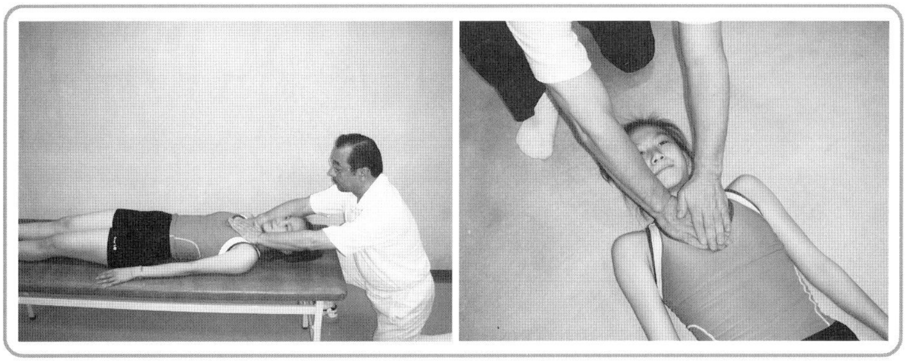

그림 4-2 호흡의 PNF-1

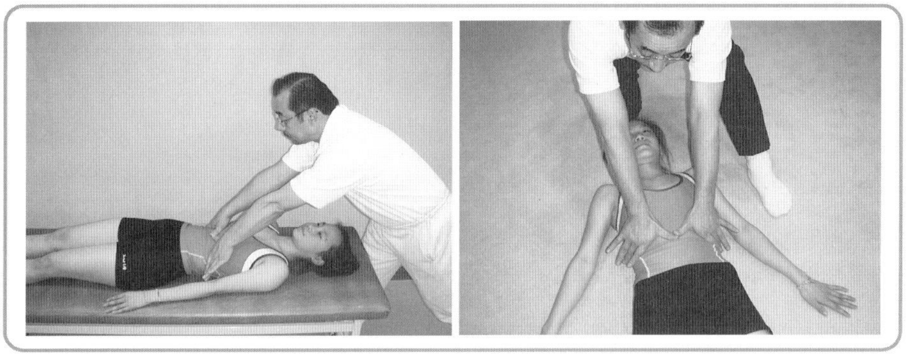

그림 4-3 호흡의 PNF-2

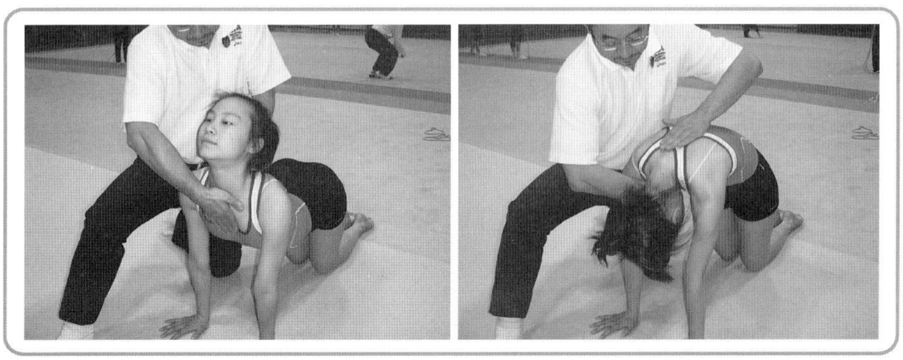

그림 4-4 호흡의 PNF-3

을 한다. 손가락 끝을 갈비뼈의 방향으로 향하도록 한다.

3 옆으로 누운 자세

갈비뼈가 뻗는 것을 따라서 도수접촉을 하고 호흡의 리듬에 맞춰서 날숨 때에 비스듬히 아래쪽으로 압력을 가하여 날숨을 보조한다. 들숨으로 옮겨가기 직전에 신속하게 신장자극을 사용해서 압력을 가하여 들숨을 보조한다. 이것을 반복하여 시행한다 (그림 4-5).

4 가로막의 촉진

가로막(횡격막)은 갈비뼈부분의 아래쪽에서부터 엄지손가락으로 위 옆쪽으로 밀어 올리는 것처럼 도수접촉을 함으로써 촉진한다. 가로막의 아래쪽으로의 수축에 대해서 신장 및 저항을 가한다. 엄지손가락이 가로막까지 도달하기 쉽도록 피술자에게는 배근육군을 이완시키도록 지시한다 (그림 4-6). 선 자세에서 가로막의 촉진에 대해서는 그림 4-63을 참조할 것.

응용으로서 운동선수 자신이 앉은 자세 내지는 선 자세에서 스스로 가로막을 자극해도 효과는 인지된다 (그림 4-63).

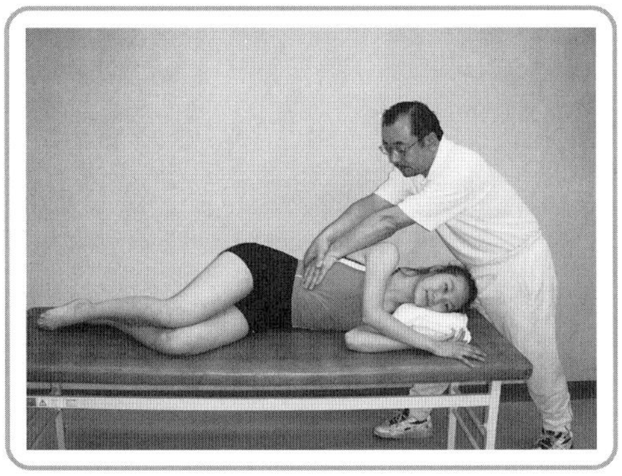

그림 4-5 호흡의 PNF-4

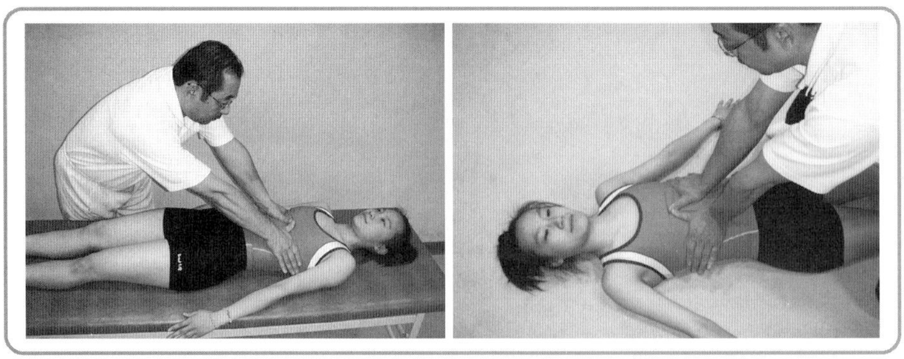

그림 4-6 호흡의 PNF-5

3 스포츠 조절에서 PNF의 실제

A 연습할 때(축적할 때)와 시합할 때(사용할 때)

1 연습할 때 (축적할 때)

a. 목표

각성수준을 향상시켜서 자극에 반응하기 쉬운 신체상태를 유지하면서 "반응수준이 높고 동시에 사용하기 편리한 축적"을 증가시켜간다.

b. 접근의 관점

① 주동근/길항근의 관계를 비롯한 전신의 높은 수준에서의 원활한 협동성이 있는 동작의 획득

② 연속적 유도(successive inducement)를 이용한 자동적 · 능동적 관절가동범위의 확대

c. 주의할 점

① 개개의 근육 · 관절운동의 유도가 아니라, 바람직한 협동운동(복합관절 운동)을 유도한다.

② "보다 잘 사용하는 것"을 전제로 한 "축적"을 만드는 것(특이성의 원칙의 활용), 그리고 이를 위한 준비로서의 PNF의 활용

2 시합할 때 (사용할 때)

a. 목표

안정된 각성수준을 유지시켜 축적하여 온 능력을 "잘 끌어내는" 것

b. 접근의 관점

① 움직임의 활동수준의 향상. 이를 위해서는 길항근 활동에 뒷받침된 주동근군의 활동성이 보상되는 것 등의, 전신의 협동성이 유지되어 신체운동이 수행되는 것

② 적절한 각성수준을 유지하기 위해서 그리고 특히 과다긴장을 억제하기 위해서는 호흡 PNF의 활용도 효과적이다.

c. 주의할 점

① "사용하기 쉽고 축적된 능력"을 "잘 끌어내는" 것

② 원활한 근육활동의 수행을 촉진하는 것

[시합 (경기) 직전에 사용하는 경우의 주의할 점]

① "무엇을", "어떠한 요소를" 끌어내는가

② 그것 이전에 "끌어내기 쉽도록 축적을 만드는 것의 중요성"을 인식하는 것(준비기인 훈련단계에서 어떠한 방법으로 자극을 입력시켜두는가)

B 워밍업을 할 때(준비할 때)와 쿨링다운을 할 때(종료할 때)

1 워밍업을 할 때 (준비할 때)

a. 목표

적절한 각성수준에 대한 준비

b. 접근의 관점

중추부로부터 말초부로(신장도 마찬가지이다. 즉 각성수준을 올려가기 위한 자극을 입력하는 순서는 같다)

c. 주의할 점

모두가 다리(원위부분)에서부터 시작하는 것은 아니다.(PNF에서도 "강조의 타이밍"에서는 결코 원위부분에서부터 시작되지는 않는 기법도 존재한다). 강한 요소를 이용하는 것만이 아니라, 길항근의 근육출력 상승에 의한 주동근 작동의 용이성을 보상하는 것이다.

PNF에서는 "강한 요소"에서부터 "약한 요소로", 방산(irradiation)을 목표로 하여 실시되는 경우가 있다. 이와 동시에 "연속적 유도"라는 접근방법도 존재한다. 즉, "주동근의 역동작으로부터 들어오는" 것도 각성수준을 올리게 된다. 주동근의 근육출력을 보상하는 것은 길항근의 협력(근육출력 수준)이다. 따라서 주동근과 길항근의 근력차이를 없애가기 위한 노력이, 또한 동작을 위한 길항근의 반응수준을 올려두는 것이 결과적으로 주동근의 근육출력 그 자체를 올리게 된다.

따라서 PNF를 시술하는 데에 근력이 약화되어 있는 경우는 "주동근 패턴→길항근 패턴"을 이용하여 방산(irradiation)을 촉진하지만, 스포츠 장면에서의 훈련/조절에서는 연속적 유도를 이용해서 "길항근 패턴→주동근 패턴→재차, 길항근 패턴"을 실시함으로써 주동근/길항근의 균형조정을 도모할 수 있다.

주동근의 촉진에만 지나치게 중점을 두면, 주동근/길항근의 근육출력 균형이 무너져버려, 결과적으로 다양한 스포츠 상해를 발병시키는 원인으로도 된다. 예컨대, 스포츠 외상의 예로서는 넙다리네갈래근과 뒤넙다리근의 근력차이, 및 협동성의 불균형에 의한 뒤넙다리근 근섬유의 파열 등을 들 수 있다.

스포츠 장애로서는 투구어깨장애 (특히, 어깨관절 가쪽돌림근군의 근력저하)를 들 수 있다. 이것은 주동근군에 대한 길항근군(이 경우는 breaking muscle로서 작용한다)의 약화에 의한 손상이다.

이러한 경우에 PNF를 사용하는 목적은 길항근군에 자극을 넣으면서, 게다가 균형을 조정하는 것에 의해서 주동근의 근육출력수준을 향상시키는 것이다.

2 쿨링다운을 할 때 (종료할 때)

육체적으로도 정신적으로도 흥분을 억제하는 진정작용을 목적으로 시행한다.

a. 목표

① 이완의 촉진

② "오용"에 의해서 국소적으로 과도한 스트레스가 가해진 부분에 대해서 정상적인 운동의 재학습

b. 접근의 관점

① 이완기법의 활용

② 다른 이완기법 (예컨대, 마사지 등)과의 병용

4 부위 별 접근

부위 별 접근은 기본기법 및 특수기법의 부위별에 대한 실제적인 적용이다. 증상 · 끌어내고 싶은 반응에 상응하여 패턴이나 기법을 응용해가는 것이 전제가 된다. 이른바 PNF의 임상편이다. 여기서는 조절(conditioning)/재조절(re-conditioning)을 중심으로 언급한다.

상위에서부터의 접근은 그 부위의 반응에 그치지 않고, 방산(irradiation)현상에 의해서 부차적으로 그것보다 하위의 신체부위에 반응을 일으키는 것도 가능하다. 따라서 직접적 접근(direct approach)에 그치지 않고, 간접적 접근(indirect approach)의 관점을 갖는 것도 중요하다. 특히 하행성(원심성) 신경지배의 관점에서부터도 목에서부터 접근하는 것의 중요성을 이해할 수 있다.

PNF의 특징의 하나인 이 "간접적 접근"은 예컨대, 팔 또는 다리를 고정시키지 않을 수 없는 상황에 있을 때(석고붕대 고정 등)에, 방산효과를 목표로 하여 신체의 다른 부분에서부터 접근해가려고 할 때에 효과를 발휘하지만, 이것은 스포츠 상해의 치료에 관해서도, 또한 스포츠 조절에 관해서도 효과적이라는 것은 말할 것도 없다. 전신의 적절한 균형능력의 획득을 위해서도 이 "간접적 접근"은 효과적인 수단이 되어준다.

A 목~몸통상부에 접근 예

스포츠 조절에서 PNF를 사용하는 경우는 우선 목에서부터 시작하는 것이 중요하다. 목에서부터 접근하는 것의 의미에 대해서 표 4-4에 나타냈다.

1 접근의 관점

① 목~몸통상부의 정확한 운동패턴 및 타이밍의 재학습

② 목~몸통상부의 균형조정을 목적으로 한 직접적 접근

③ 몸통~팔, 몸통~다리에 방산(irradiation)을 목표로 한 간접적 접근

표 4-4 목에서부터 접근의 의미

- 목의 운동은 몸통 및 팔 · 다리의 움직임을 인도한다.
  (특히 목반사를 활용하여 전신에 반응을 확대하기 위해 필요하다)
- 목의 운동에의 저항은 몸통 및 팔 · 다리에 방산효과를 가져온다.
- 목의 안정성은 스포츠 활동만이 아니라, 신체운동의 기초가 된다.

2 간접적 접근

① 몸통 패턴, 팔 패턴, 다리 패턴의 이용

3 직접적 접근

① [바로 누운 자세 (침대 끝에서부터 머리를 내밀고)] 목 패턴(굽힘 패턴/폄 패턴): 반복수축, 느린 반전(slow reversal) 외

② [팔꿈치세우기 자세] 목 패턴(굽힘 패턴/폄 패턴): 반복수축 및 느린 반전, 느린 반전-유지(slow reversal-hold) 외 (그림 4-7)

③ [바로 누운 자세] 몸통상부 패턴(목의 움직임을 수반한 강화패턴): 반복수축, 복제(replication) 외

④ [네발로 기기자세] 목 패턴(굽힘 패턴/폄 패턴): 반복수축 및 느린 반전, 느린 반전-유지 외 (그림 4-8)

⑤ [침대 끝에 걸터앉은 자세] 목 패턴(굽힘 패턴/폄 패턴): 반복수축 및 느린 반전, 느린 반전-유지 외 (그림 4-9)

⑥ [침대 끝에 걸터앉은 자세] 몸통상부 패턴(chopping, lifting): 반복수축 외 (강화 패턴) (그림 4-10)

⑦ [바로 누운 자세] 팔 한쪽성 패턴: 반복수축 및 느린 반전, 느린 반전-유지 외

⑧ [바로 누운 자세] 팔 양쪽성 상반성 패턴: 반복수축, 복제 (그림 4-11)

⑨ [바로 누운 자세]: 팔 양쪽성 대칭성 패턴
굽힘-벌림-가쪽돌림과 폄-모음-안쪽돌림 외

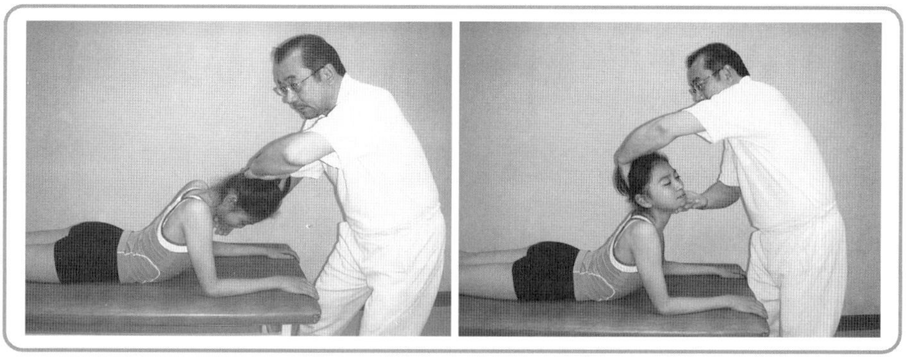

그림 4-7 침대 위 팔꿈치세우기 자세에서 목 패턴

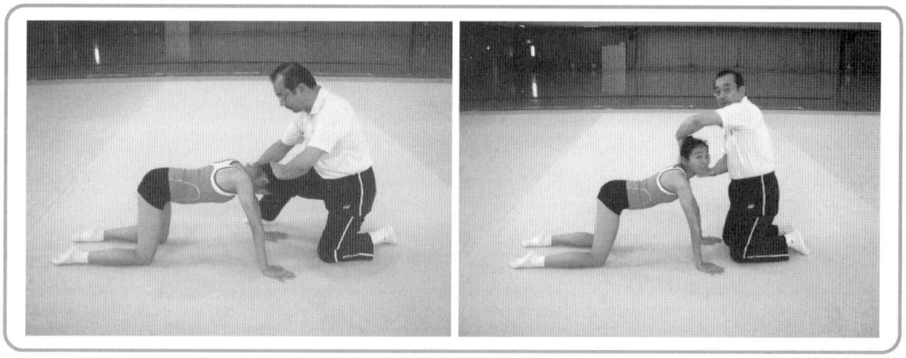

그림 4-8 네발로 기기자세에서 목 패턴

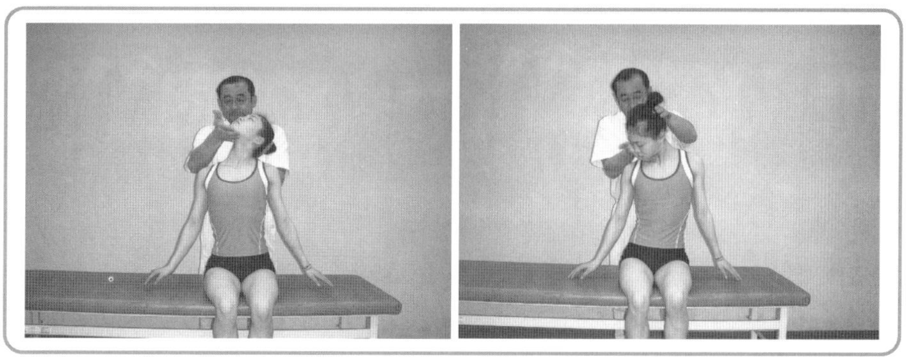

그림 4-9 침대 끝에 걸터앉은 자세에서 목 패턴

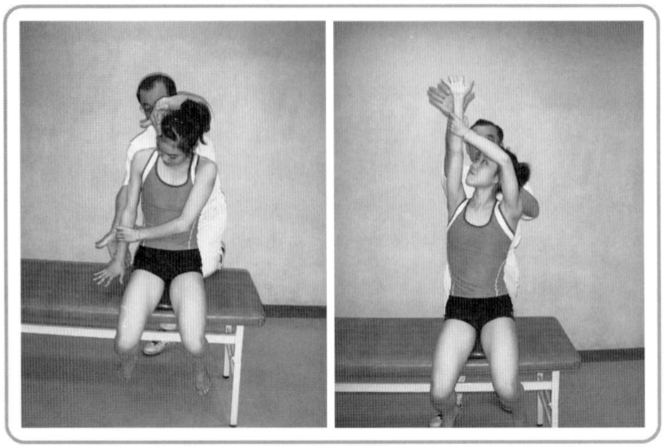

그림 4-10 침대 끝에 걸터앉은 자세에서 몸통상부 패턴

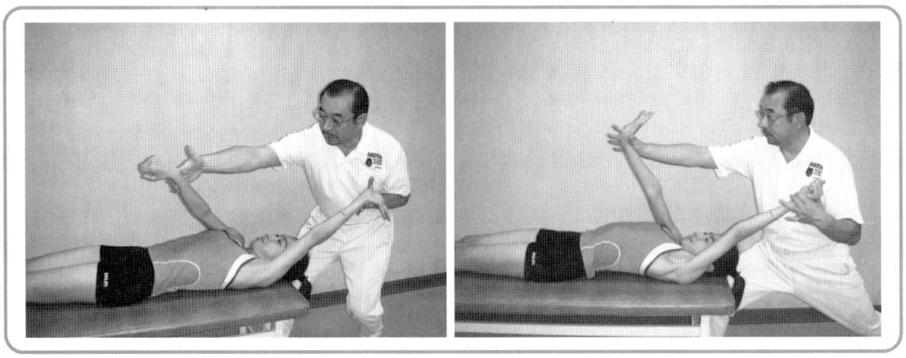

그림 4-11 바로 누운 자세에서 팔 양쪽성 상반성 패턴

B 몸통에 대한 접근 예

몸통에 접근하는 것의 의미에 대해서 표 4-5에 나타냈다. 접근의 관점으로서 우선 몸통 부분의 걸맞은 반응을 끌어내는 것이 중요하다.

표 4-5 몸통부분에 접근하는 것의 의미

- 몸통부분의 안정성이 없이는 바람직한 팔다리의 움직임은 있을 수 없다.
- 팔다리에 대한 방산효과를 목표로 하여 몸통부분에 저항을 가한다.
- 몸통상부 패턴에 대해서 저항을 가함으로써 다리에 대한 방산효과를 기대할 수 있다.
- 몸통하부 패턴에 대해서 저항을 가함으로써 목이나 팔이음뼈의 근육군을 간접적으로 강화한다.

1 접근의 관점

① 정확한 운동패턴 및 타이밍 등의 재학습 (한쪽성, 양쪽성)

② 몸통에 대한 간접적 접근과 직접적 접근의 조합

③ 몸통에 대한 저항으로부터 팔 및 다리에의 방산을 목표로 한 간접적 접근

④ 지지 면을 안정된 상태로부터 보다 불안정한 상태로 변화시켜간다.

2 몸통상부에 대한 간접적 접근

① 몸통상부에 대한 상위로부터(목) 접근의 이용

② 몸통하부 및 다리로부터 접근의 이용

3 몸통상부에 대한 직접적 접근

① [옆으로 누운 자세] 어깨뼈 패턴: 반복수축 외

i) 뒤쪽올림-앞쪽내림

ii) 앞쪽올림-뒤쪽내림

② [바로 누운 자세] 팔 한쪽성 패턴 (팔꿈치 똑바로 편 패턴): 반복수축 외

i) 굽힘-벌림-가쪽돌림과 폄-모음-안쪽돌림

ii) 굽힘-모음-가쪽돌림과 폄-벌림-안쪽돌림

③ [바로 누운 자세] 몸통상부 패턴 (목의 움직임을 수반하는 강화패턴) (chopping, lifting): 반복수축, 복제 외

④ [네발로 기기 자세 (+ 디스크)] 어깨뼈 및 팔의 율동적 안정 (rhythmic stabilization) (그림 4-12)

⑤ [네발로 기기자세] 팔 한쪽성 패턴: 복제

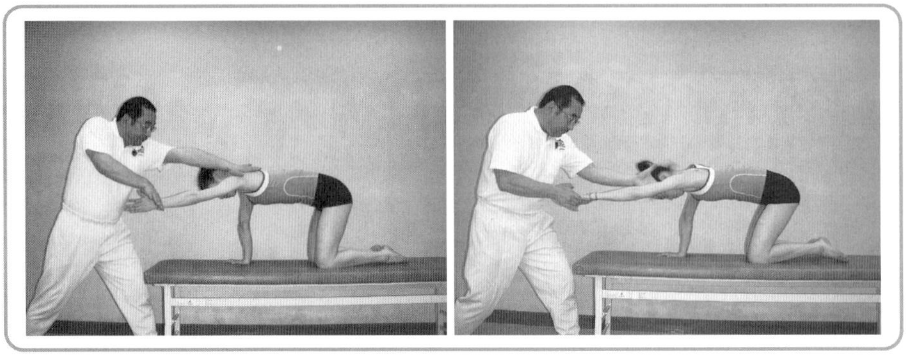

그림 4-12 네발로 기기자세에서 어깨뼈 및 팔의 율동적 안정

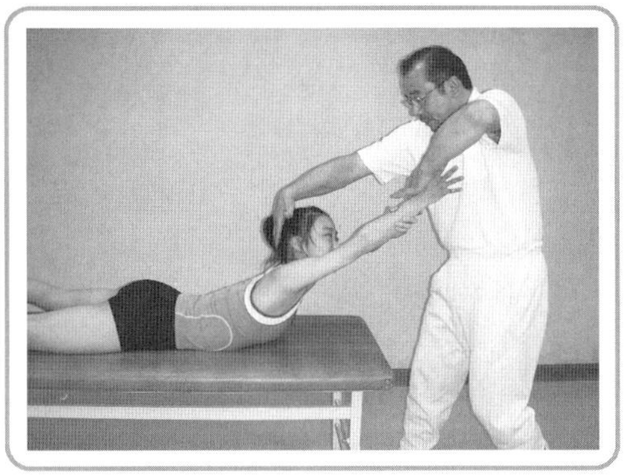

그림 4-13 엎드려 누운 자세에서 몸통상부 패턴

i) 굽힘-벌림-가쪽돌림 패턴의 최종자세

ii) 폄-모음-안쪽돌림 패턴의 개시자세에서 복제

⑥ [바로 누운 자세] 양쪽성 대칭성 패턴

i) 굽힘-벌림-가쪽돌림

ii) 폄-모음-안쪽돌림

⑦ [바로 누운 자세] 양쪽성 상반성 패턴

굽힘-벌림-가쪽돌림과 폄-모음-안쪽돌림

⑧ [엎드려 누운 자세] 몸통상부 패턴(특히 lifting의 강화패턴) (그림 4-13)

⑨ [침대 끝에 걸터앉은 자세 (+ 디스크)] 몸통상부 패턴(chopping, lifting): 반복수축, 복제 외(목의 움직임을 수반한 강화패턴) (그림 4-14)

⑩ [무릎서기 자세(한쪽무릎서기 자세) (+ 디스크)] 몸통상부 패턴(chopping, lifting): 반복수축, 복제 외(목의 움직임을 수반한 강화패턴) (그림 4-15)

⑪ 필요에 따라서 팔 양쪽성 패턴(바로 누운 자세, 의자에 앉은 자세, 무릎서기 자세)을 도입한다.

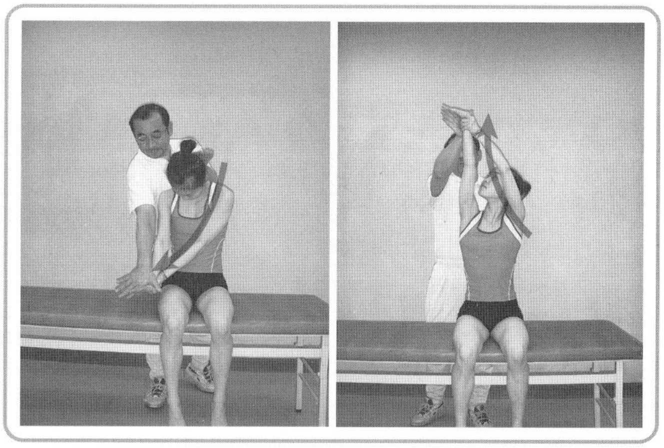

그림 4-14 침대 끝에 걸터앉은 자세에서 몸통상부 패턴

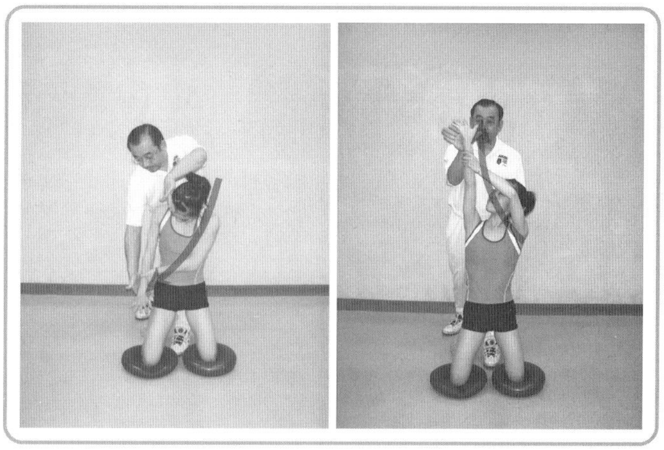

그림 4-15 무릎서기 자세에서 몸통상부 패턴

4 몸통하부에 대한 간접적 접근

① 목 및 몸통상부로부터 접근 (팔 패턴, 다리 패턴의 이용)

5 몸통하부에 대한 직접적 접근

① [옆으로 누운 자세] 골반 패턴: 반복수축
 i) 뒤쪽올림–앞쪽내림
 ii) 앞쪽올림–뒤쪽내림
② [바로 누운 자세] 다리 한쪽성 패턴: 반복수축, 느린 반전 외
 i) 폄–벌림–안쪽돌림과 굽힘–모음–가쪽돌림
 ii) 폄–모음–가쪽돌림과 굽힘–벌림–안쪽돌림
③ [옆으로 누운 자세] 골반 패턴과 어깨뼈 패턴의 조합: 반복수축, 복제 외
④ [바로 누운 자세] 몸통하부 패턴의 이용: 반복수축 외
⑤ [바로 누운 자세] 양쪽성 대칭성 패턴
 i) 폄–벌림–안쪽돌림
 ii) 굽힘–모음–가쪽돌림
⑥ [바로 누운 자세] 양쪽성 대칭성 패턴
 i) 폄–모음–가쪽돌림
 ii) 굽힘–벌림–안쪽돌림
⑦ [침대 끝에 걸터앉은 자세 (+ 디스크)] 몸통의 율동적 안정 (그림 4–16)
⑧ [침대 끝에 걸터앉은 자세] 몸통하부 패턴: 반복수축, 복제 외
⑨ [네발로 기기자세 (+ 디스크)] 골반~다리의 율동적 안정 (그림 4–17)
⑩ [네발로 기기자세] 다리 폄–벌림–안쪽돌림 및 굽힘–모음–가쪽돌림의 느린 반전 (그림 4–18)
⑪ [네발로 기기자세] 조합패턴 (+ 디스크)
 i) 다리 폄–벌림–안쪽돌림과 반대 팔의 굽힘–벌림–가쪽돌림의 반복수축 (그림 4–19a)
 ii) 다리 굽힘–모음–가쪽돌림과 반대 팔의 폄–모음–안쪽돌림의 반복수축 (그림 4–19b)

6 몸통의 조합패턴

① [바로 누운 자세 (+ 디스크)] chopping과 몸통하부 굽힘 패턴 (그림 4–20)
② [바로 누운 자세] lifting과 몸통하부 폄 패턴 (그림 4–21)
③ [네발로 기기자세 (+ 디스크)]
 ● 팔 굽힘–벌림–가쪽돌림과 다리 폄–벌림–안쪽돌림의 조합 (그림 4–22)
④ [네발로 기기자세]
 ● 팔 폄–모음–안쪽돌림과 다리 굽힘–모음–가쪽돌림의 조합 (그림 4–23)

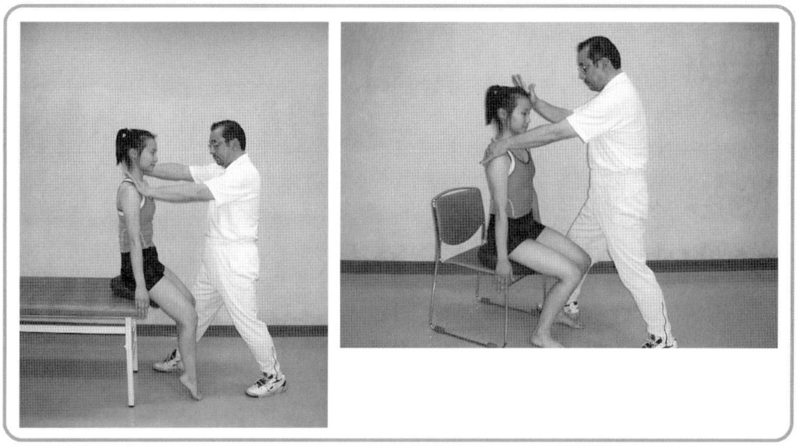

그림 4-16 침대 끝에 걸터앉은 자세 및 의자 앉은 자세에서 몸통의 율동적 안정

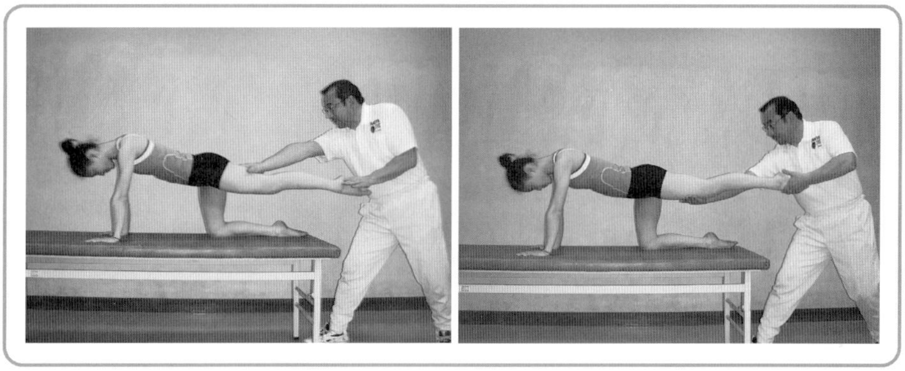

그림 4-17 네발로 기기자세에서 골반~다리의 율동적 안정

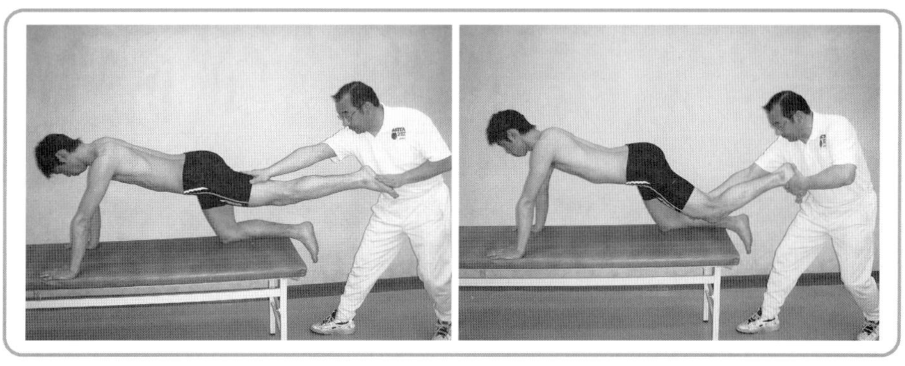

그림 4-18 네발로 기기자세에서 다리 폄-벌림-안쪽돌림 및 굽힘-모음-가쪽돌림의 느린 반전

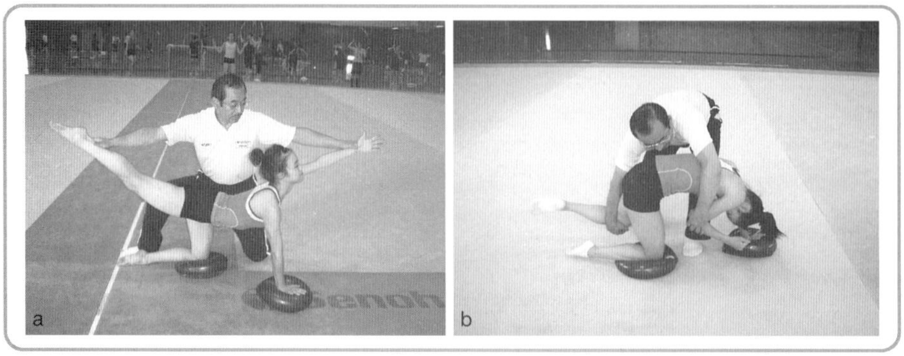

그림 4-19 네발로 기기자세에서 조합패턴

a: 다리 폄-벌림-안쪽돌림과 반대쪽 팔의 굽힘-벌림-가쪽돌림의 반복수축
b: 다리 굽힘-모음-가쪽돌림과 반대쪽 팔의 폄-모음-안쪽돌림의 반복수축

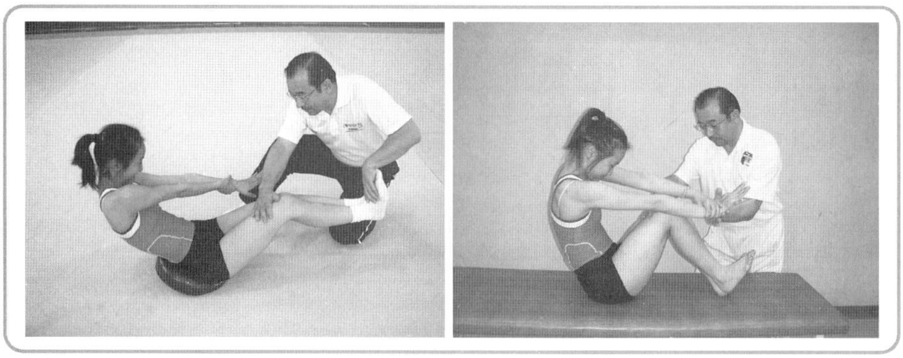

그림 4-20 몸통의 조합패턴-1

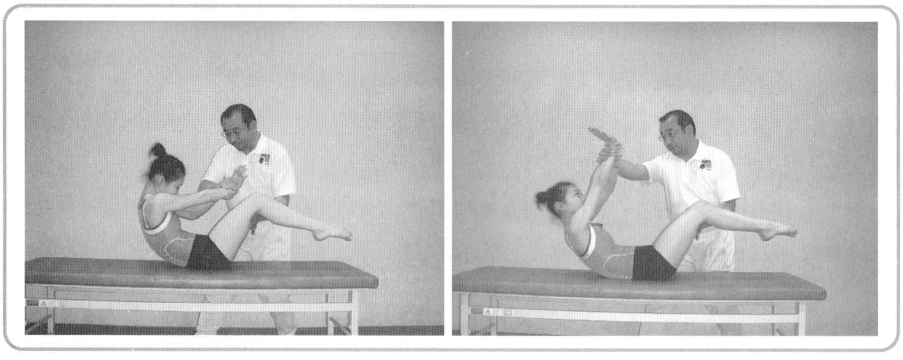

그림 4-21 몸통의 조합패턴-2

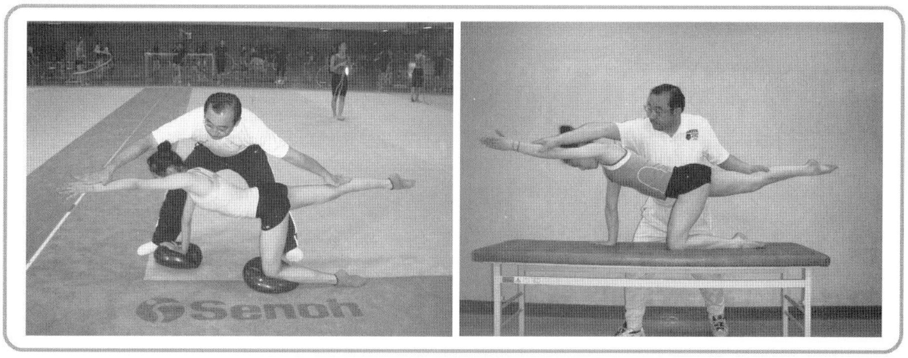

그림 4-22 몸통의 조합패턴-3

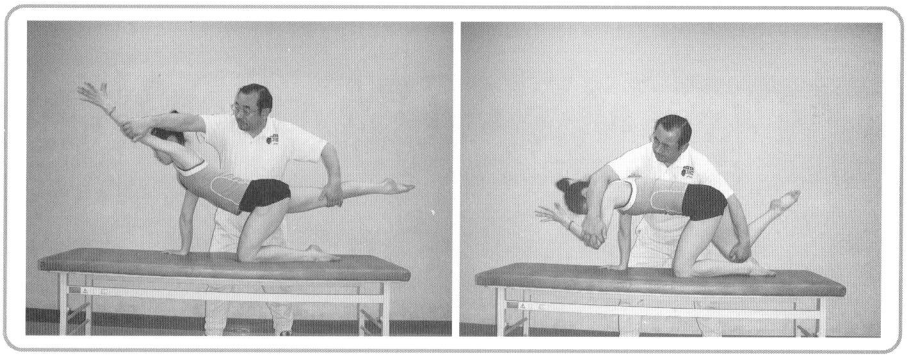

그림 4-23 몸통의 조합패턴-4

C 어깨뼈~어깨관절~팔에 대한 접근 예

1 접근의 순서

① 몸통, 몸통상부의 안정성이 있어서 비로소 팔의 안정된 움직임이 확보된다.
② "정상적인 타이밍"으로 말초로부터 운동이 일어나는 것을 잊어서는 안 된다.
③ 한쪽성에서부터 양쪽성의 패턴으로, 그리고 최종적으로는 한쪽성의 패턴으로.
④ 똑바로 편 패턴에서부터 팔꿈치의 굽힘/폄을 수반한 패턴으로.

2 간접적 접근

① 목 패턴, 몸통 패턴, 다리 패턴의 이용

3 직접적 접근

① [옆으로 누운 자세] 어깨뼈 패턴: 반복수축 외
② [바로 누운 자세] 팔의 한쪽성 패턴: 반복수축, 느린 반전, 느린 반전-유지
  i) 굽힘-벌림-가쪽돌림과 폄-모음-안쪽돌림
  ii) 굽힘-모음-가쪽돌림과 폄-벌림-안쪽돌림
③ [바로 누운 자세] 어깨뼈 및 팔의 율동적 안정
④ [바로 누운 자세] 몸통상부 패턴: 반복수축
⑤ [네발로 기기자세] 어깨뼈~팔의 율동적 안정
⑥ [네발로 기기자세 (+ 디스크)] 팔의 한쪽성 패턴: 굽힘 패턴의 최종자세, 폄 패턴의 개시자세에서의 복제 외 (그림 4-24)
⑦ [바로 누운 자세] 양쪽성 대칭성 패턴
  i) 굽힘-벌림-가쪽돌림 패턴

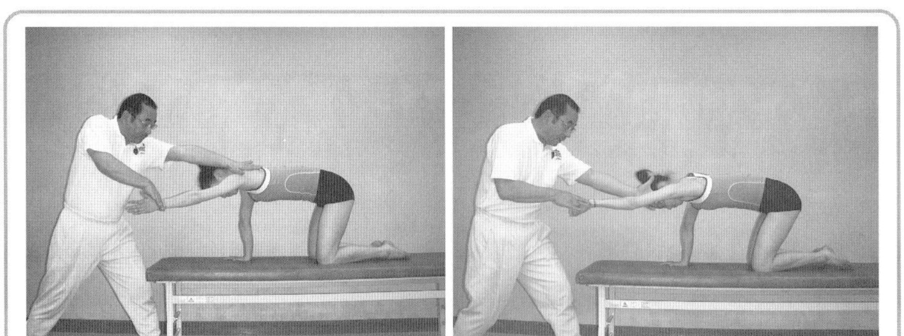

그림 4-24 네발로 기기자세에서 팔 한쪽성 패턴

ii) 폄–모음–안쪽돌림 패턴

⑧ [바로 누운 자세] 양쪽성 상반성 패턴
굽힘–벌림–가쪽돌림과 폄–모음–안쪽돌림

⑨ [옆으로 누운 자세] 팔의 한쪽성 패턴: 반복수축, 느린 반전 외
i) 굽힘–벌림–가쪽돌림과 폄–모음–안쪽돌림
ii) 굽힘–모음–가쪽돌림과 폄–벌림–안쪽돌림

⑩ [침대 끝에 걸터앉은 자세 (+ 디스크)] 몸통상부 패턴: 반복수축, 복제 외

⑪ [침대 끝에 걸터앉은 자세 (+ 디스크)] 양쪽성 상반성 패턴: 반복수축, 복제 외

⑫ [무릎서기 자세 (한쪽무릎서기 자세) (+ 디스크)] 팔 양쪽성 상반성 패턴: 반복 수축, 복제 외 (그림 4–25)

⑬ 팔꿉관절 관계의 장애–1 [바로 누운 자세] 팔꿈치 굽힘/폄을 수반하는 팔 양쪽성 패턴: 내밀기 (그림 4–26)

⑭ 팔꿉관절 관계의 장애–2 [바로 누운 자세] 팔꿈치 굽힘/폄을 수반하는 팔 양쪽성 패턴: 끌어들이기 (그림 4–27)

⑮ [바로 누운 자세, 팔꿈치 굽힘 자세] 팔 한쪽성 패턴: 반복수축, 느린 반전 외 (그림 4–28)

⑯ [바로 누운 자세] 팔꿈치의 굽힘/폄을 수반한 양쪽성 비대칭성 패턴 (그림 4–29)
폄–벌림–안쪽돌림과 굽힘–모음–가쪽돌림

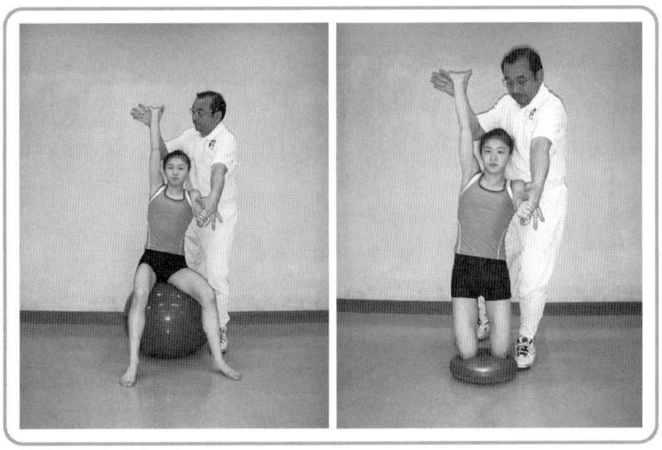

그림 4–25 공(ball) 위에 앉은 자세 및 디스크 위 무릎서기자세에서 팔 양쪽성 상반성 패턴

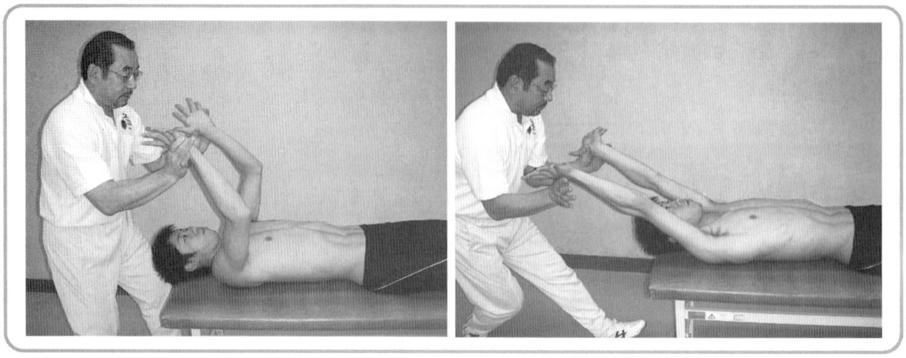

그림 4-26 팔꿉관절의 양쪽성 내밀기

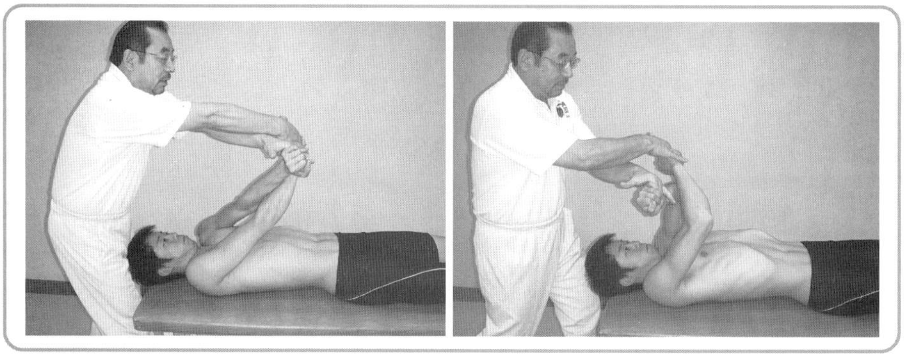

그림 4-27 팔꿉관절의 양쪽성 끌어들이기

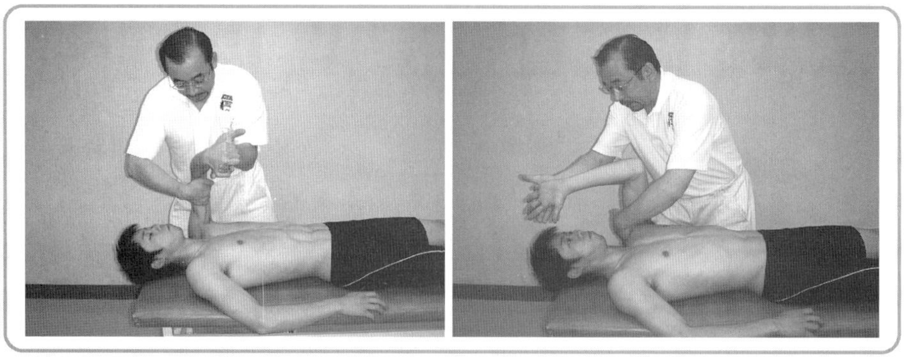

그림 4-28 팔꿈치를 굽힌 위치에서 팔 한쪽성 패턴

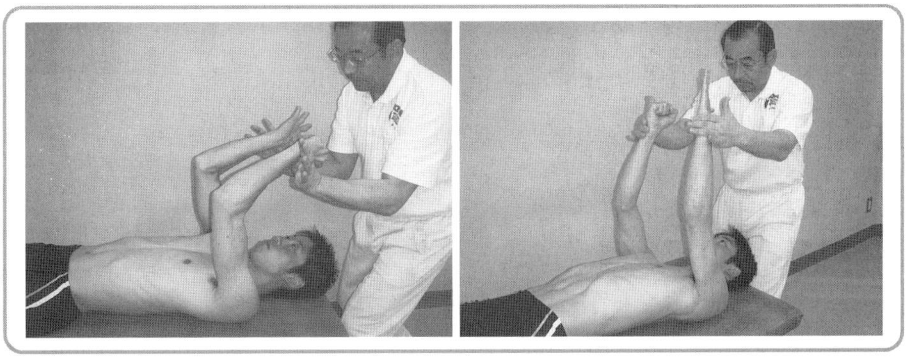

그림 4-29 팔꿈치의 굽힘/폄을 수반한 양쪽성 비대칭성 패턴

D 골반~엉덩관절~다리에 접근 예

1 접근의 순서

① 몸통, 몸통상부의 안정성이 있어서 비로소 다리의 안정된 움직임이 확보된다.
② "정상적인 타이밍"으로 말초에서부터 운동이 일어나는 것을 잊어서는 안 된다.
③ 한쪽성에서부터 양쪽성의 패턴으로, 그리고 최종적으로는 한쪽성의 패턴으로.
④ 똑바로 편 패턴에서부터 팔꿈치의 굽힘/폄을 수반한 패턴으로.
⑤ 지지 면을 안정된 사태에서부터 불안정상태로 변화시켜간다.

2 간접적 접근

① 이제까지 위에 기술한 것으로 설명해온 것의 응용: 목, 몸통, 팔에서부터 접근

3 직접적 접근

① [옆으로 누운 자세] 골반패턴: 반복수축
② [바로 누운 자세] 다리 한쪽성 패턴 (무릎의 굽힘/폄을 수반한다): 반복수축, 느린 반전 외
　i) 폄-벌림-안쪽돌림과 굽힘-모음-가쪽돌림
　ii) 폄-모음-가쪽돌림과 굽힘-벌림-안쪽돌림
③ [바로 누운 자세] 몸통하부 패턴: 반복수축, 느린 반전 외
④ [침대 끝에 걸터앉은 자세 (+ 디스크)] 몸통하부 패턴: 반복수축, 복제 외
⑤ [네발로 기기자세 (+ 디스크)] 다리 한쪽성 패턴: 반복수축, 느린 반전 외
⑥ [바로 누운 자세] 다리 양쪽성 대칭성 패턴: 반복수축 외 (그림 4-30)
　i) 폄-벌림-안쪽돌림
　ii) 굽힘-모음-가쪽돌림

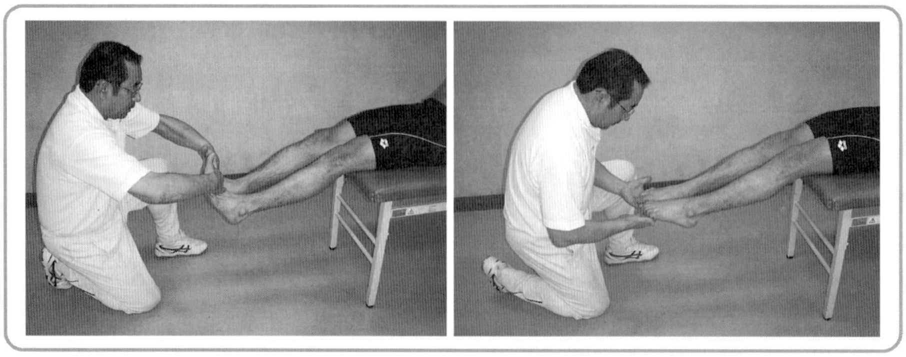

그림 4-30 바로 누운 자세에서 다리 양쪽성 대칭성 패턴

⑦ [침대 끝에 걸터앉은 자세] 다리 양쪽성 상반성 패턴: 반복수축 외 (그림 4-31)
 i) 폄-모음-가쪽돌림
 ii) 굽힘-벌림-안쪽돌림

⑧ [침대 끝에 걸터앉은 자세 (+ 디스크)] 다리 양쪽성 상반성 패턴 (무릎의 굽힘/폄을 수반한다) (그림 4-32)
 굽힘-벌림-안쪽돌림과 폄-모음-가쪽돌림

⑨ [침대 끝에 걸터앉은 자세 (+ 디스크)] 다리 양쪽성 대칭성 패턴 (무릎의 굽힘/폄을 수반한다) (그림 4-33)
 폄-벌림-안쪽돌림과 굽힘-벌림-안쪽돌림

⑩ [엎드려 누운 자세 (침대 끝)] 다리 한쪽성 패턴 (그림 4-34)

⑪ [선 자세 (+ 디스크)] 다리 한쪽성 패턴 (그림 4-35)

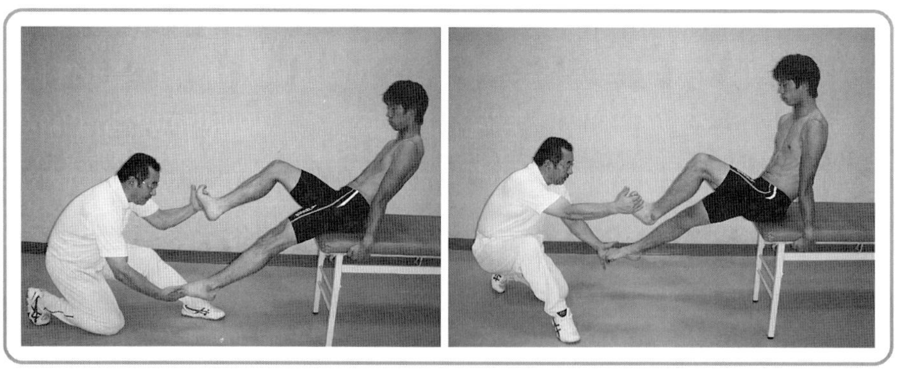

그림 4-31 침대 끝에 걸터앉은 자세에서 다리 양쪽성 상반성 패턴

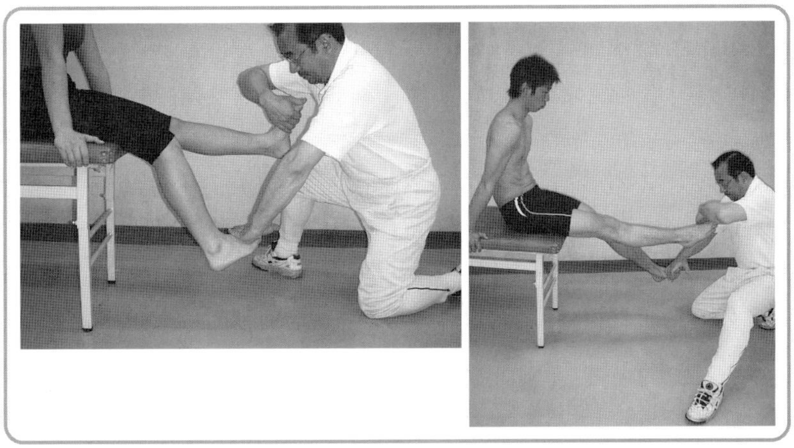

그림 4-32 침대 끝에 걸터앉은 자세에서 무릎의 굽힘/폄을 수반하는 다리 양쪽성 상반성 패턴

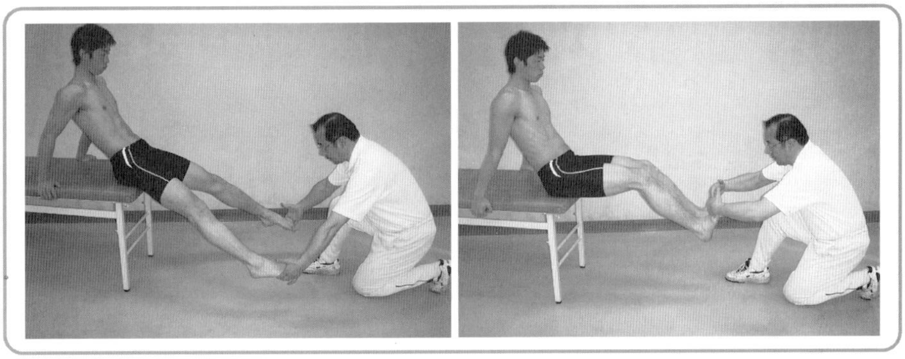

그림 4-33 침대 끝에 걸터앉은 자세에서 무릎의 굽힘/폄을 수반하는 다리 양쪽성 대칭성 패턴

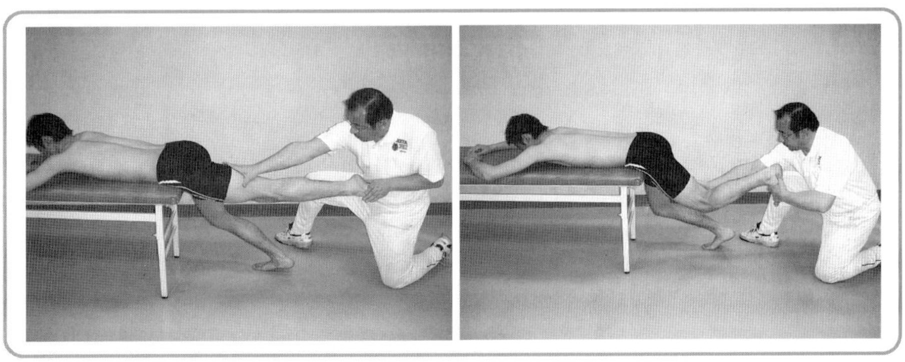

그림 4-34 침대 끝 엎드려 누운 자세에서 다리 한쪽성 패턴

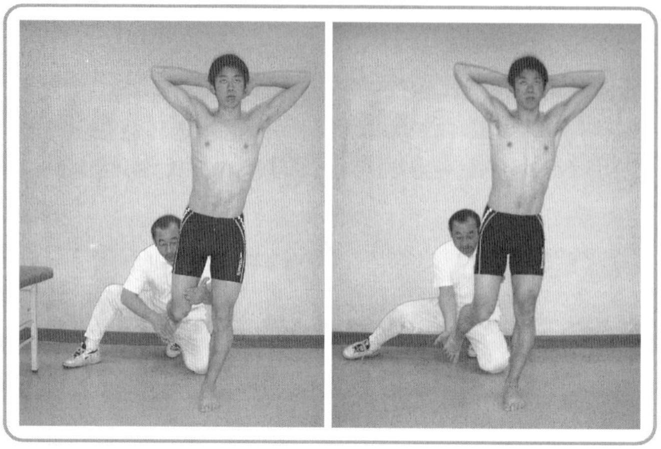

그림 4-35 선 자세에서 다리 한쪽성 패턴

5 동작 별 접근

A 동작 별(종목별) 접근의 관점

여기서는 스포츠 조절적 접근을 중심으로 언급한다.

동작 별 접근이라고는 하지만, 어떤 특정의 동작에 한정된 접근방법에 대해서 결정사항은 없는 것이라 생각해도 된다. 원활하고 낭비가 없는 동작의 수행을 위해서는 오히려 신체의 활동성 그 자체를 올리는 것에 주안점을 두어야 한다.

이를 위해서는 "어떤 특정의 동작(예컨대 던지기 동작, 타구 동작, 달리기 동작 등) 또는 종목을 특별히 촉진하다"라는 관점보다도 "각성수준을 적절하게 향상시켜서 보다 좋은 작용을 유도해냄으로써 신체 전체를 보다 활동적으로(more functional) 만들다"라는 관점을 가질 필요성이 있다. 따라서 신체 운동의 어떤 부분에만 착안하는 것이 아니라 "운동의 전신으로의 확대"의 관점을 가지는 것이 필요하다.

바람직한(필요로 하는) 동작을 분석하여 피술자가 "어떠한 문제 때문에 그 동작을 목적대로 잘 수행할 수 없는 것인가"를 분석한 다음에 접근방법을 검토 · 선택할 필요가 있다.

운동의 "정상적 타이밍"에서는 협동성이 있는 효율적인 운동은 "원위→근위"로 확대되는 것이 기본이다(다만, 돌림은 운동 중에 균등하게 작용한다는 것을 항상 잊어서는 안 된다). 그러나 중력 하에서 그 정상적인 타이밍이 작동하기 위해서는 몸통부분의 안정성이 확보되어 있지 않으면 정상적인 타이밍도 일어날 수 없다. 이 때문에 "몸통부분(core)"을 만드는 것이 중요하다.

① 주로 팔의 경우에는 "몸통의 안정성이 확보"된 다음에 "어깨뼈의 움직임→ 팔의 안정된 움직임→ 손가락의 섬세한 움직임"으로 운동연쇄가 일어난다.
② 주로 다리의 경우에는 "몸통의 안정성이 확보"된 다음에 "골반의 움직임→ 다리의 안정된 움직임→ 발의 강력한 움직임"으로 운동연쇄가 일어난다.
③ 그 기초가 되는 것이 "몸통"이다 (그 이전에 목의 움직임이 중요하다)

"운동의 정상적인 타이밍을 재구축함으로써 운동의 협동성이 개선되는" 것이다.
접근을 함에 있어서

① 부족한 것은 무엇인가
② 끌어내고 싶은 것은 무엇인가
③ 강화시키고 싶은 것은 무엇인가

를 고려할 필요가 있다.

B 접근의 순서

1 접근의 흐름의 예 (자세를 변화시키면서)

① 목에서부터 접근
② 말초부분에서부터 접근-1: 팔 · 다리 한쪽성 패턴
③ 말초부분에서부터 접근-2: 팔 · 다리 양쪽성 패턴
④ 몸통 패턴의 조합
⑤ 마지막으로 필요로 하는 (끌어내고 싶은) 한쪽성 패턴 내지는 양쪽성 패턴

(주)* 몸통부분의 패턴부터 먼저 들어가면 정상적인 타이밍으로부터 일탈해버리는 위험성이 높기 때문에 한쪽성으로 움직임을 확인하는 것부터 시작하면 좋다.

2 접근의 주의할 점

긴장성미로반사 (TLR)의 영향을 고려하면 바로 누운 자세에서는 전신의 굽힘근군에 대한 접근을 주안점으로 하면 좋다. 엎드려 누운 자세 (네발로 기기자세)에서는 폄근군에 대한 접근을 주안점으로 하면 좋다.

더욱이 기저면의 "넓이", "안정성"과 중력중심의 "높이"를 고려하면서 접근(치료)방법을 검토해간다.

PNF의 철학과 기법만이 아니라, 치료사의 모두를 집중하여 접근하지 않으면 양호한 결과는 바랄 수 없다.

C 동작 별 접근을 위한 평가와 치료방침의 결정

스포츠 조절에 PNF기법을 사용해서 "보다 효율적으로 목적운동을 수행할 수 있도록" 하기 위해서는 우선 현 상황을 파악하여 평가할 필요가 있다. 이 경우에 피술자의 상태파악 · 평가와, 그 종목 특유의 스포츠 동작의 파악 · 이해의 양면이 성립해서 비로소 효과를 발휘한다는 것을 강조해둔다. 즉, 치료사는 "심리적 측면도 포함한 피술자의 상태파악 · 평가"와 "스포츠 동작의 관찰 · 분석"을 게을리 해서는 안 된다.

1 PNF 패턴에 의한 대상자의 평가

스포츠 조절에서 PNF기법을 사용하는 경우의 평가는 일반적인 물리치료 평가와는 약간 다른 점이 존재한다. 즉, PNF를 사용하는 경우에는 압통 체크를 비롯한 통증의 평가나 각종 측정기를 사용한 근력(근육출력) 측정에 의한 평가, 또는 정적인 ROM만을 평가하는 것은 아니다.

각각 특유의 스포츠 동작에서 대각선 · 나선운동에 의한 "PNF 패턴"으로 어떤 근육수축 방식(단축성 수축, 신장성 수축, 등척성 수축 등)이 운동으로서 가능한가 등, PNF기법을 치료하는 가운데 평가하는 것이 중요하다. 스포츠 조절에 PNF를 활용함에 있어서는 "평가와 조절"은 밀접한 관계이다. 그 중에서도 "각종 균형평가와 조절(conditioning)조정"이 중요하다.

즉, 스포츠 조절에 PNF를 활용하기 위해서는 PNF기법에 숙달하여 있는 것은 물론, 그 이전에 문제점을 찾아내는 "동작 해석능력"이 없으면 완전히 무의미한 시간을 낭비할 뿐만 아니라, 피술자에게 과도한 부담을 주게 되므로 주의가 필요하다.

2 평가항목

① 자세를 중심으로 한 정적 평가
② 동작평가를 중심으로 한 동적 평가 (전문적 동작분석)
③ 정신면의 평가 (본인의 이해도와 주된 호소 및 요망사항의 확인)

위에 것을 평가한 다음에 목적을 달성하기 위해 자세나 기저 면의 불안정성 정도의 선택 또는 사용하는 운동패턴을 비롯한 PNF기법의 종류 등을 피술자와의 "주고받기" 속에서 선택한다.

3 전체 조절

더욱이 높은 수준의 조절을 위해서는 "전체 조절(total conditioning)"의 관점이 필요하다. 즉, "신체적(physical)", "의료적(medical)", "기술(skill)", "정신적(mental)"인 조절의 4개

영역 모두에 배려하는 것, 그리고 그림 4-1에 나타낸 것처럼 다양한 평가에 기초하여 부족분을 보충하는 것이 필요하다. PNF로 모두를 커버할 수 있는 것은 아니라는 것을 이해하여야 한다.

4 대상자와의 의사소통

스포츠 조절에서 PNF기법을 사용하는 경우의 대전제는 "대상자와 치료사의 양호한 의사소통이 취해져 있고, 동시에 신뢰관계가 구축되어 있는" 것이다. 평가에서도 이러한 것이 해당된다. PNF는 치료사의 일방적인 접근에 시종하는 기법이 아니라, 대상자의 수의적 노력을 이용하면서 각성수준을 적절히 유지하고 동작 수행을 향상시켜가려고 하는 "도수치료"이다.

치료사는 어디까지나 "대상자가 주체적으로 보다 효율적으로 목적동작을 수행할 수 있도록 거들어주고(개입) 있는 것이라는" 것을 명기하여 대응에 임할 필요가 있다.

D 동작 별 접근의 실제

1 달리기 동작의 접근 예 (sprint running)

a. 동작의 관점

① 항중력 하에서 기본연속동작
② 상반성 연속동작 (운동량의 모멘트의 이해)
③ "비틀림"과 "되돌아옴" 동작의 이해 ⇒ 몸통부분의 중요성의 재확인

b. 접근의 기본적 사고방법

① 몸통부분의 안전성(stability)과 가동성(mobility)능력의 향상
② 몸통부분에서부터 시작하여 거기서부터 팔다리의 움직임을 끌어내는 것
③ 그 대전제로서 "목의 역할"의 이해
④ 정중선과 겨드랑선 사이에서의 운동

c. 접근의 흐름

① [침대 위 엎드려 누운 자세 (공위에 엎드려 누운 자세)] 목의 폄 패턴, 굽힘 패턴 (입천장의 개폐를 수반하는 강화 패턴을 포함한다): 반복수축에서부터 느린 반전으로 (그림 4-36)
② [옆으로 누운 자세] 어깨뼈 패턴
③ [침대 위 바로 누운 자세 (공위에 바로 누운 자세)] 몸통상부 패턴 (이마부분에 대한 저항을 이용한 강화 패턴을 포함한다) (그림 4-37)
④ [옆으로 누운 자세] 골반 패턴

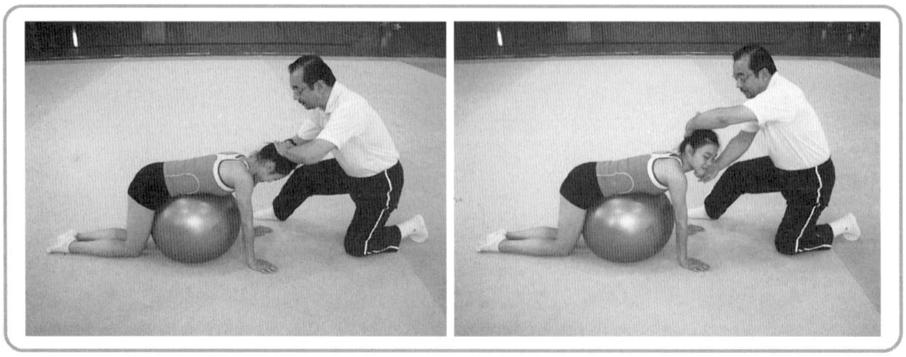

그림 4-36 공위에 엎드려 누운 자세에서 목의 패턴

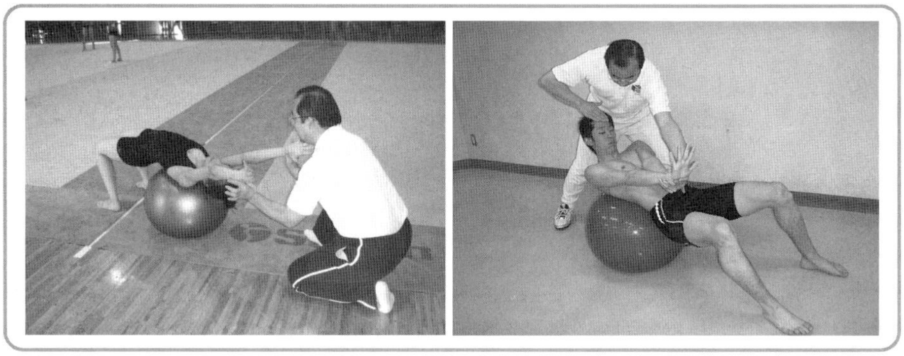

그림 4-37 공위에 바로 누운 자세에서 몸통상부 패턴

⑤ [침대 끝에 걸터앉은 자세 (공위에 앉은 자세)] 몸통하부 패턴: 반복수축에서부터 느린 반전으로 (그림 4-38)
  i) 다리의 폄-벌림-안쪽돌림과 굽힘-모음-가쪽돌림의 느린 반전으로
  ii) 다리의 폄-모음-가쪽돌림과 굽힘-벌림-안쪽돌림의 느린 반전으로
⑥ [옆으로 누운 자세] 어깨뼈와 골반의 조합 패턴
⑦ [침대 위 바로 누운 자세 (공위에 바로 누운 자세)] 몸통의 조합 패턴(chopping과 다리 굽힘 패턴, 네발로 기기자세 (+ 디스크)에서 팔 패턴과 다리 패턴의 조합) (그림 4-39)
⑧ [네발로 기기자세 (디스크 위)] 목 패턴(폄 패턴을 주로), 팔 및 다리의 조합 패턴 (그림 4-40)
  i) 한쪽팔의 폄-벌림-가쪽돌림과 다른 쪽 다리의 폄-벌림-안쪽돌림 패턴
  ii) 한쪽팔의 굽힘-모음-안쪽돌림과 다른 쪽 다리의 굽힘-모음-가쪽돌림 패턴
⑨ [침대 끝에 걸터앉은 자세] 양 다리의 조합 패턴(무릎의 굽힘/폄을 수반한다); 한쪽

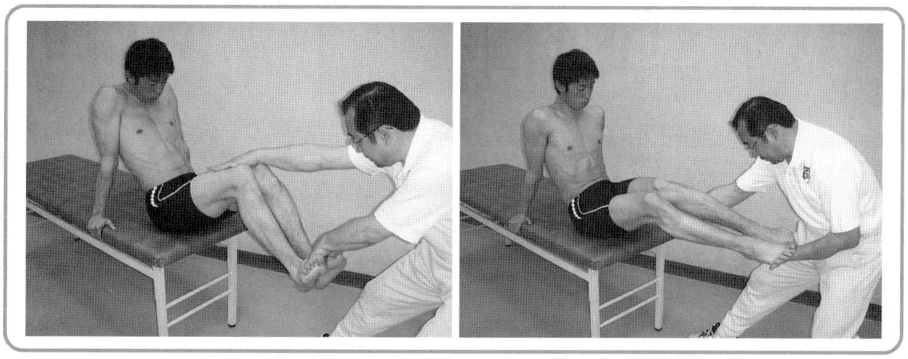

그림 4-38 침대 끝에 걸터앉은 자세에서 몸통하부 패턴

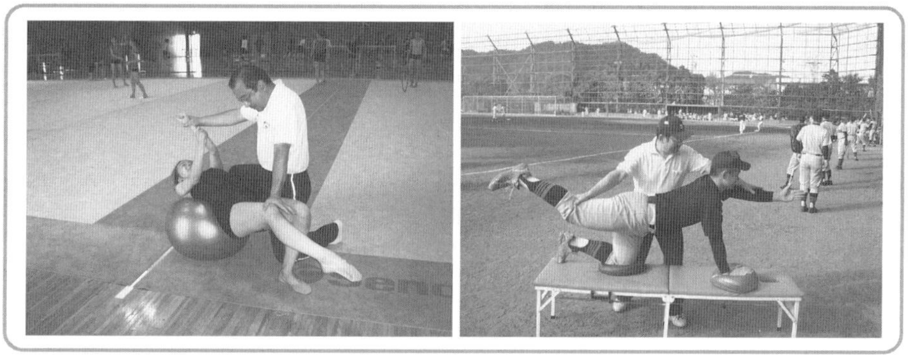

그림 4-39 공위에 바로 누운 자세, 네발로 기기자세에서 몸통의 조합 패턴

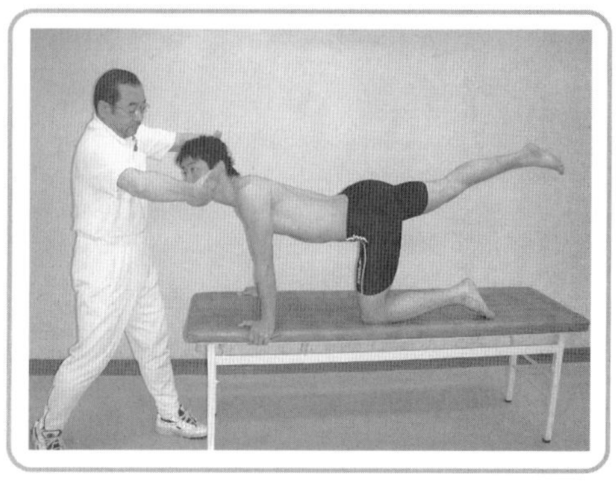

그림 4-40 네발로 기기자세에서 목 패턴, 팔·다리 폄 패턴의 조합

다리의 폄-벌림-안쪽돌림과 반대쪽 다리의 굽힘-모음-가쪽돌림의 상반성 패턴의 느린 반전 (그림 4-41)

⑩ [침대 끝 엎드려 누운 자세 (디스크 위)] 양쪽성 다리 패턴(상반성 패턴): 한쪽다리의

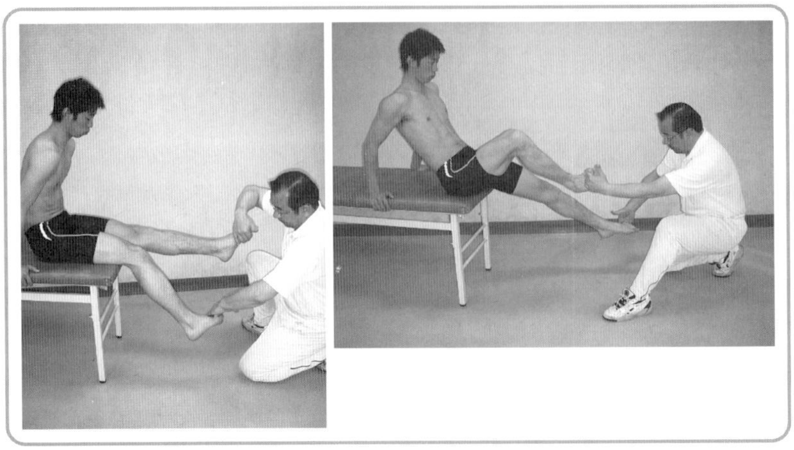

그림 4-41 침대 끝에 걸터앉은 자세에서 양쪽다리 상반성 패턴

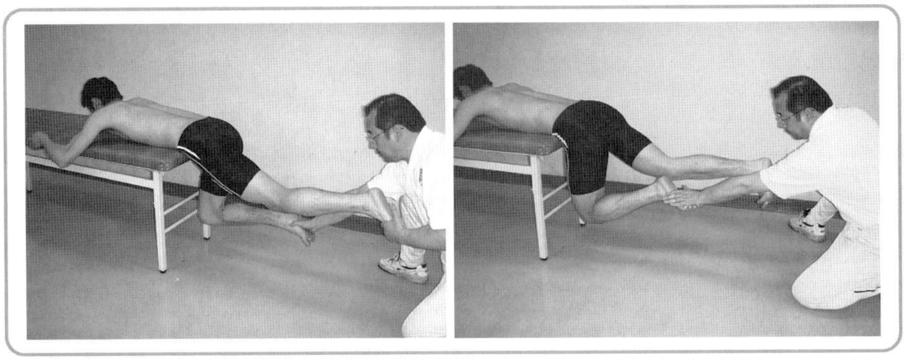

그림 4-42 침대 끝에 엎드려 누운 자세에서 양쪽다리 상반성 패턴

폄-벌림-안쪽돌림과 반대쪽 다리의 굽힘-모음-가쪽돌림의 상반성 패턴의 느린 반전. (필요에 따라서) 침대 위 바로 누운 자세 내지는 옆으로 누운 자세에서 다리 한쪽성 패턴 (그림 4-42)

[보완] 핸들링 동작의 예

① [침대 위 옆으로 누운 자세] 다리 한쪽성 패턴(무릎의 굽힘/폄을 수반한다) (그림 4-43)

② [선 자세] 다리 한쪽성 패턴 (그림 4-44)

i) 들어올리는 다리의 굽힘-모음-가쪽돌림 패턴(무릎의 폄을 수반한다)

ii) 뒤로 빼는 다리의 굽힘-모음-가쪽돌림 패턴(무릎의 굽힘을 수반한다)

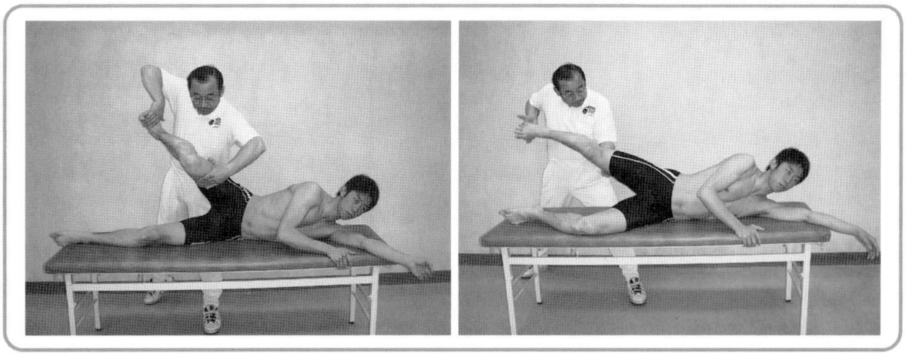

그림 4-43 침대 위 옆으로 누운 자세에서 무릎의 굽힘/폄을 동반하는 다리 한쪽성 패턴

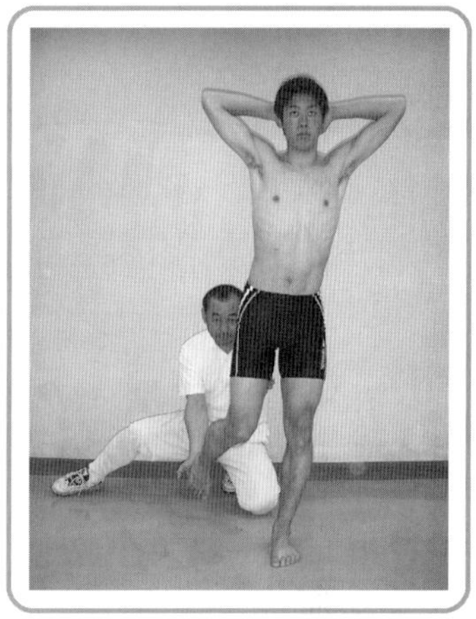

그림 4-44 선 자세에서 다리 한쪽성 패턴

2 던지기 동작의 접근 예 (pitching throw)

a. 동작의 관점

① 단발동작, 비트는 동작

② 정상적인 타이밍(말초부분에서부터 운동이 일어나고 중추부분의 적절한 근육수축을 유도하는 것에 의해서 원활한 협동성을 유도한다)

③ 자기 자신이 던지기 동작의 주동근군에 신장반사(stretch-shortening cycle)를 일으킬 수 있게 되는 것

④ 체축 (몸의 축)을 중심으로 한 "돌림동작"

⑤ "원활한 돌림동작"과 "가상의 벽을 만드는 것"의 양립

⑥ breaking muscle(던지기 동작의 길항근군: 주로 어깨관절의 벌림 · 가쪽돌림근군)에 과도한 스트레스가 가해지는 것의 이해.

b. 접근의 기본적 사고방법

① 몸통부분의 안정성(stability)능력의 향상
② 다리에서부터 몸통, 그리고 팔로 운동연쇄
③ 중력중심과 운동방향의 확인
④ 어깨위팔관절(견갑상완관절)이 "zero position"을 유지하여 운동이 수행된다.
⑤ breaking muscle에 대한 연속적 유도의 응용

c. 접근의 흐름

① [디스크 위 네발로 기기자세] 목 패턴(폄 패턴을 주로): 반복수축에서부터 느린 반전으로
② [디스크 위 네발로 기기자세] 팔 및 다리의 조합 패턴(폄 패턴을 주로) (그림 4-45)
③ [옆으로 누운 자세] 어깨뼈 패턴
④ [공위 바로 누운 자세] 몸통상부 패턴: chopping 패턴
  i) 한쪽성 폄-모음-안쪽돌림과 굽힘-벌림-가쪽돌림의 느린 반전
  ii) 한쪽성 폄-벌림-안쪽돌림과 굽힘-모음-가쪽돌림의 느린 반전
⑤ [옆으로 누운 자세] 골반 패턴
⑥ [침대 위 바로 누운 자세] 몸통하부 패턴: 반복수축에서부터 느린 반전으로
⑦ [+ 디스크] 몸통의 조합 패턴: chopping과 몸통하부의 굽힘 패턴의 조합
⑧ [침대 위 바로 누운 자세] 팔 한쪽성 패턴: 연속적 유도 (그림 4-46)
  (+ 공) 팔꿈치 똑바로 편 패턴 ⇒ 팔꿈치의 굽힘/폄을 수반하는 패턴으로
⑨ [침대 위 옆으로 누운 자세] 팔 한쪽성 패턴: 연속적 유도 (그림 4-47)
  (+ 공) 팔꿈치 똑바로 편 패턴 ⇒ 팔꿈치의 굽힘/폄을 수반하는 패턴으로
⑩ [앉은 자세] 연속적 유도 (그림 4-48)
  투구 쪽의 폄-벌림-안쪽돌림과 반대쪽 팔의 폄-모음-안쪽돌림의 조합 패턴
⑪ [무릎서기 자세(한쪽무릎서기 자세)] 연속적 유도 (그림 4-49)

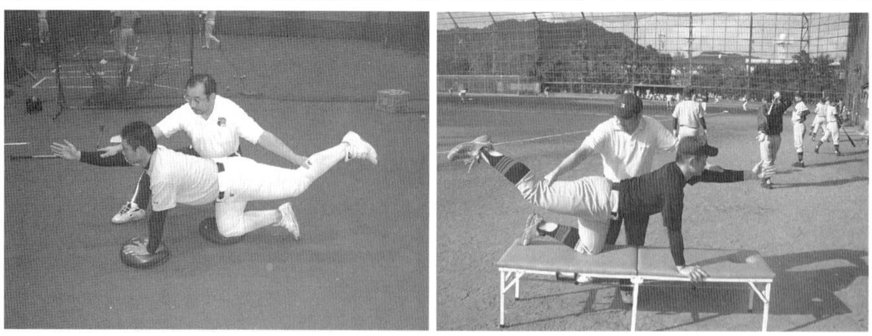

그림 4-45 네발로 기기자세에서 팔 및 다리의 조합 패턴

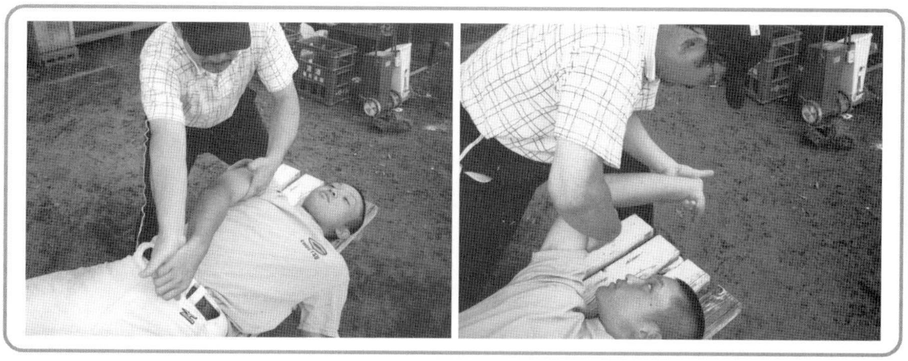

그림 4-46 침대 위에 바로 누운 자세에서 팔 한쪽성 패턴

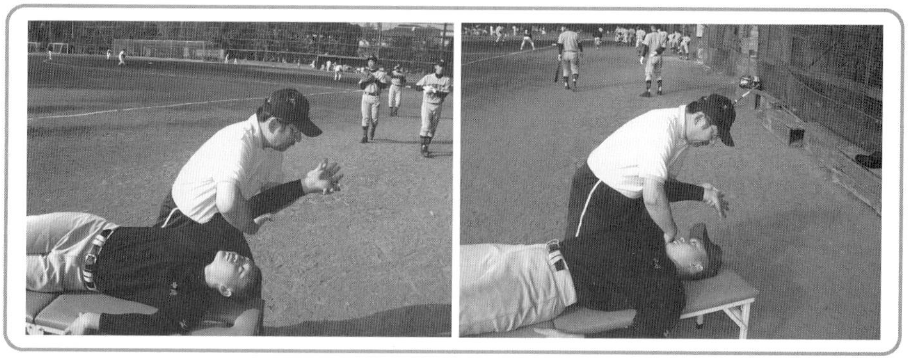

그림 4-47 침대 위에 옆으로 누운 자세에서 팔 한쪽성 패턴

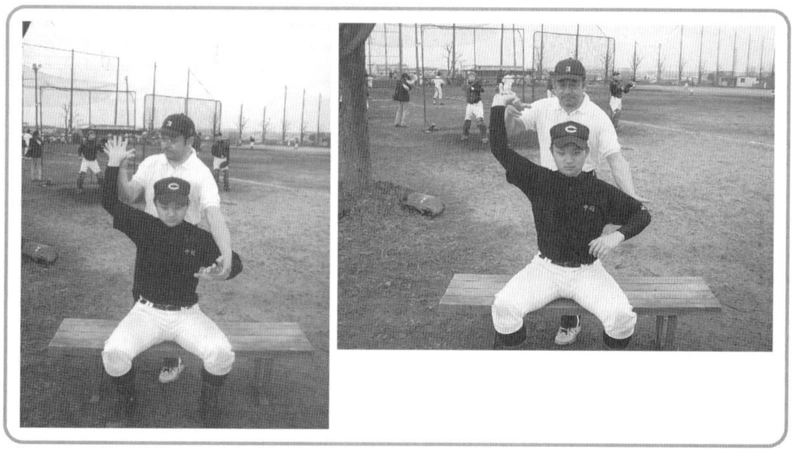

그림 4-48 앉은 자세에서 계시유도 (투구동작)

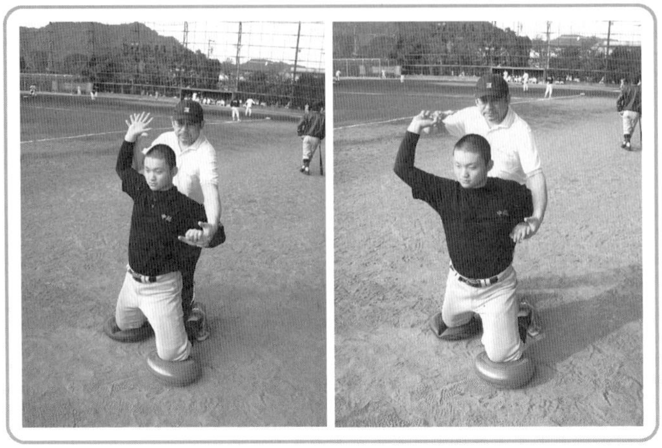

그림 4-49 무릎서기자세 (한쪽무릎서기자세)에서의 계시유도 (투구동작 양쪽성)

투구 쪽의 폄-벌림-안쪽돌림과 반대쪽 팔의 폄-모음-안쪽돌림의 조합 패턴

3 뛰어오르기 동작의 접근 예 (height jump)

a. 동작의 관점

① 연속동작
② 달리기 동작의 연장
③ 잘 쓰는 발과 잘 쓰지 않는 발의 역할의 차이
④ 운동방향의 변환 (수평운동에서부터 수직운동으로)

b. 접근의 기본적 사고방법

① 정상적인 타이밍 (말초부분에서부터 운동이 중추부분으로 확대되는 것에 의해서 적절한 운동연쇄, 특히 하중연쇄에 대해서 터득한다)
② 운동방향의 변환의 국면으로의 접근

c. 접근의 흐름

(달리기 동작의 접근에 더해서 땅을 차고 뛰어오르는 동작의 강화 패턴을 목표로 하여)
① [침대 끝에 걸터앉은 자세] 몸통하부 패턴: 연속적 유도에 착안하여 폄- 벌림-안쪽돌림 (그림 4-50)
② [침대 끝에 걸터앉은 자세 (공위에 바로 누운 자세)] 다리 양쪽성 상반성 패턴 (그림 4-51)
③ [공위에 바로 누운 자세] 다리 한쪽성 패턴 (그림 4-52)

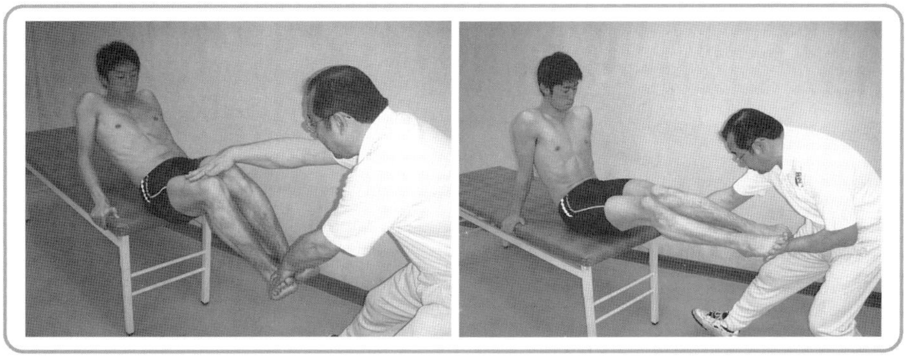

그림 4-50 침대 끝에 걸터앉은 자세에서의 몸통하부 패턴

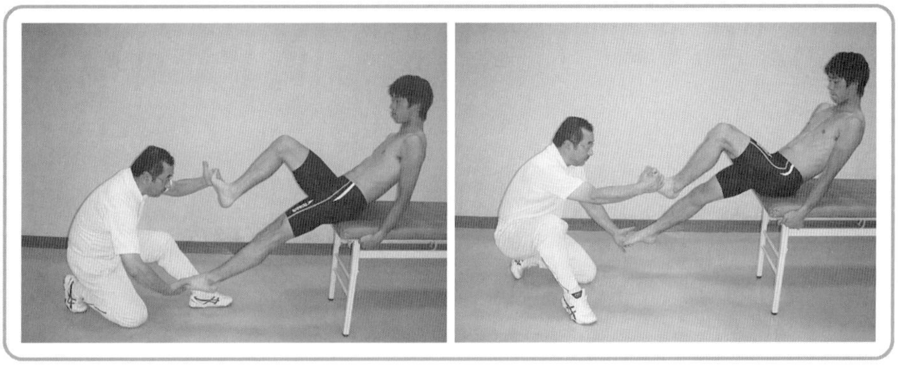

그림 4-51 침대 위 끝에 걸터앉은 자세에서 다리 양쪽성 상반성 패턴

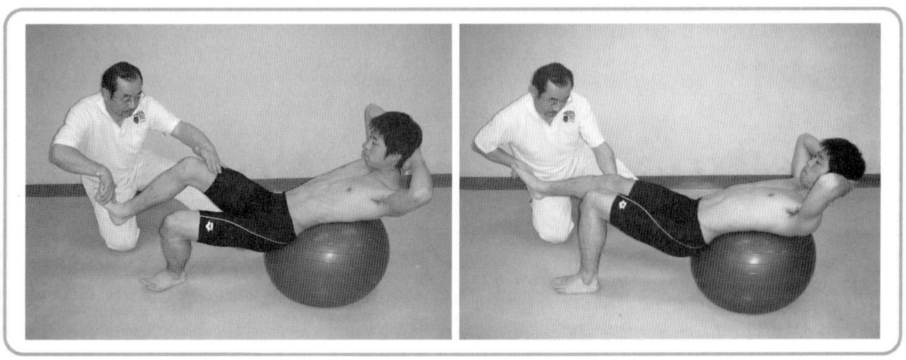

그림 4-52 공 위에 바로 누운 자세에서 다리 한쪽성 패턴

4 축구동작의 접근 예 (soccer movement)

a. 동작의 관점

① 연속동작
② kicking, running, stopping, cutting, jumping, turn, 페인팅(feinting) 등의 모든 동작이 포함된다.

b. 접근의 기본적 사고방법

① 정상적인 타이밍(말초부분에서부터 운동이 중추부분으로 확대됨으로써 적절한 운동 연쇄, 특히 하중연쇄에 대해서 터득한다).
② 정중선과 겨드랑선
③ 앞뒤, 좌우를 비롯하여 온갖 방향으로의 이동 및 점프, 정지(stop) 동작이 가해진다.
④ 전신의 근육에 신장성 수축활동이 일어날 수 있는 가능성이 있다.

c. 접근의 흐름

① [침대 위에 바로 누운 자세 (공 위에 바로 누운 자세)]: 목의 폄 패턴, 굽힘 패턴(입천장의 개폐를 수반하는 강화 패턴을 포함한다)
② [옆으로 누운 자세] 어깨뼈 패턴
③ [침대 위에 바로 누운 자세 (공 위에 바로 누운 자세)] 몸통상부 패턴 (강화패턴을 포함한다)
④ [옆으로 누운 자세] 골반 패턴
⑤ [침대 위에 바로 누운 자세 (공 위에 바로 누운 자세) 몸통하부 패턴
  ⅰ) 다리의 폄-벌림-안쪽돌림과 굽힘-모음-가쪽돌림의 느린 반전
  ⅱ) 한쪽다리의 폄-벌림-안쪽돌림과 반대쪽 팔의 굽힘-벌림-가쪽돌림의 조합 패턴 및 다리의 굽힘-모음-가쪽돌림과 반대쪽 팔의 폄-모음-안쪽돌림의 조합 패턴의 느린 반전
⑥ [옆으로 누운 자세] 어깨뼈와 골반의 조합 패턴
⑦ [침대 위에 바로 누운 자세 (디스크위에 바로 누운 자세)] 몸통의 조합 패턴: chopping과 하부몸통 굽힘 패턴, lifting과 몸통하부 폄 패턴
⑧ [디스크 위 네발로 기기자세] 목 패턴(폄 패턴을 주로)
⑨ [디스크 위 네발로 기기자세] 팔 및 다리의 조합 패턴(폄 패턴을 주로)
(한쪽 팔의 폄-벌림-가쪽돌림과 다른 쪽 다리의 폄-벌림-안쪽돌림 패턴)
(한쪽 팔의 굽힘-모음-안쪽돌림과 다른 쪽 다리의 굽힘-모음-가쪽돌림 패턴)
⑩ [공 위에 바로 누운 자세 및 엎드려 누운 자세] 다리 상반성 패턴
⑪ [디스크 위 네발로 기기자세] 율동적 안정으로 마무리.

5 타구 동작의 접근 예 (batting action)

a. 동작의 관점

① 단발동작
② 비틀기 동작

b. 접근의 기본적 사고방법

① 몸통의 패턴에서부터 팔다리에 운동이 확대되어가는 것(다만, 운동 그 자체는 원위에서부터 정상적인 타이밍으로 확대되어 간다)
② 정중선을 중심으로 한 돌림운동 (비틀기와 되돌아오기 운동)

c. 접근의 흐름

① [바로 누운 자세] chopping과 몸통하부 굽힘 패턴의 조합(발등에 접촉) (그림 4-53)
② 강조의 타이밍(임팩트의 순간) (그림 4-54)

6 수영 동작의 접근 예 (swimming action)

a. 동작의 관점

① 연속동작
② 기저 면이 존재하지 않는 부유 (floating)운동
③ 등속성 근육수축

b. 접근의 기본적 사고방법

① 운동자세의 특이성에 착안하는 것(배영은 바로 누운 자세만의 운동이고, 그 이외는 엎드려 누운 자세만의 운동)
② "크롤", "배영"의 경우는 양쪽성 상반성 패턴, "평영", "접영"의 경우는 양쪽성 비대칭성 패턴
③ 부유운동이므로 "항중력 기전"은 작용하기 어렵고, 그 대신에 목반사의 영향을 받기 쉽다.

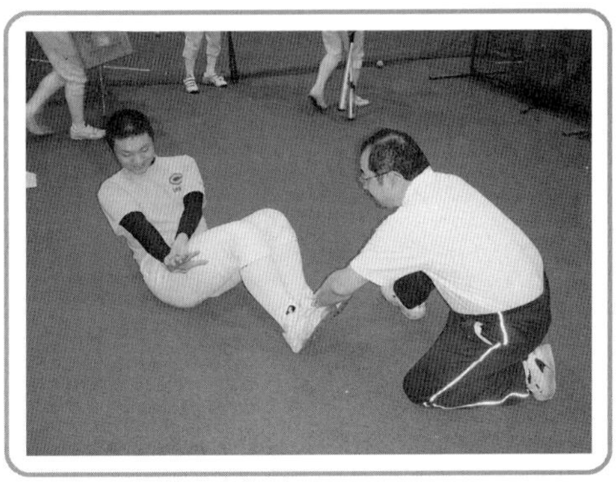

그림 4-53 바로 누운 자세에서 몸통 조합 패턴

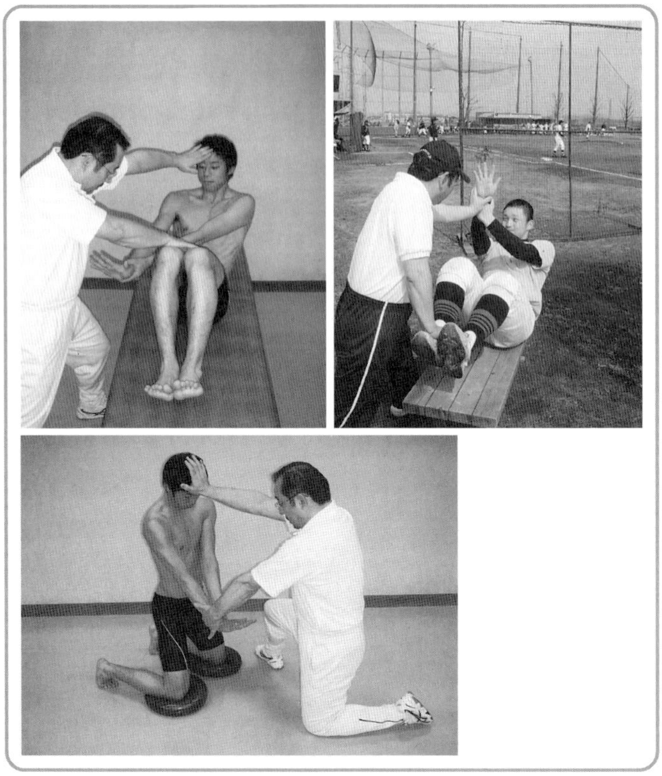

그림 4-54 강조의 타이밍 (임팩트의 순간)

c. 접근의 흐름

배영의 경우는 바로 누운 자세에서의 접근을 주체로 진행시키고, 크롤, 평영, 접영은 바로 누운 자세에서부터 시작하여 엎드려 누운 자세에의 접근으로 진행시켜간다(이하, 크롤에 대해서 설명).

목에서부터의 접근으로 시작되며 어깨뼈와 골반 각각의 촉진을 도모하고, 그 후에 조합 패턴을 중심으로 시행하여 경영(swimming race)동작으로 통하는 동작의 촉진을 도모한다.

① [침대 위 엎드려 누운 자세] 목 패턴

② [옆으로 누운 자세] 어깨뼈의 패턴

 i) 어깨뼈의 뒤쪽올림

 ii) 어깨뼈의 앞쪽올림

③ [옆으로 누운 자세] 골반의 패턴

 i) 골반의 앞쪽내림

 ii) 골반의 뒤쪽내림

④ [옆으로 누운 자세] 조합 패턴(크롤의 경우의 조합 패턴)
 i) 어깨뼈의 뒤쪽올림과 골반의 앞쪽내림
 ii) 어깨뼈의 앞쪽올림과 골반의 뒤쪽내임
⑤ [바로 누운 자세] 몸통상부 패턴
⑥ [바로 누운 자세] 팔 한쪽성 패턴
 i) 굽힘-모음-가쪽돌림과 폄-벌림-안쪽돌림의 느린 반전
 ii) 굽힘-벌림-안쪽돌림과 폄-모음-가쪽돌림의 느린 반전
⑦ [침대 끝 엎드려 누운 자세(공 위에 엎드려 누운 자세)] 팔 양쪽성 패턴(양쪽성 상반성 패턴) 크롤을 중심으로 (그림 4-55)
⑧ [바로 누운 자세] 양쪽성 상반성 패턴(느린 반전)
⑨ [침대 위에 바로 누운 자세] 몸통하부 패턴
⑩ [침대 끝에 바로 누운 자세 (무릎 폄 위치)] 다리 상반성 패턴 (그림 4-56)
⑪ [엎드려 누운 자세] 양쪽성 상반성 패턴 (그림 4-57)
⑫ [침대 위에 바로 누운 자세] 다리 양쪽성 패턴: 양쪽성 상반성 패턴의 느린 반전 (두 발로 물장구를 치는 것을 중심으로). 양 발부분에서부터 다리에 대한 접근 (그림 4-58)

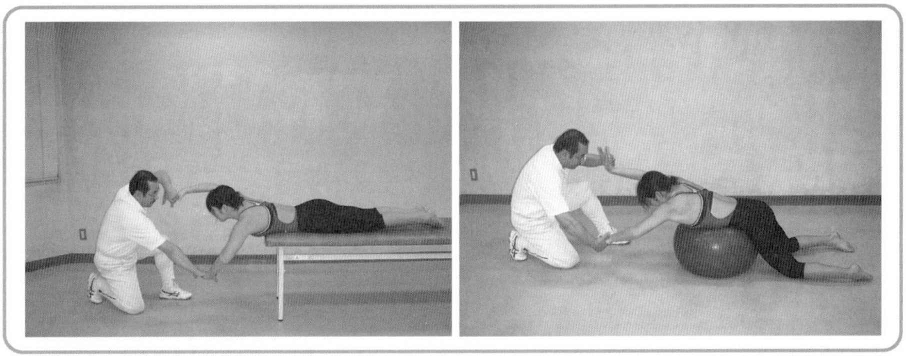

그림 4-55 침대 끝(공 위) 엎드려 누운 자세에서 팔 양쪽성 상반성 패턴 (크롤)

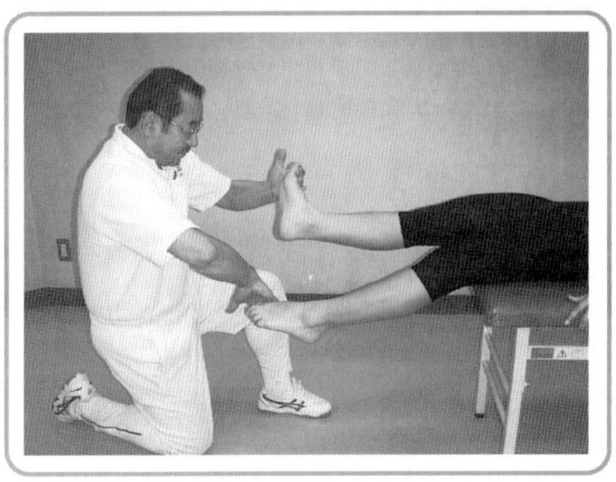

그림 4-56 침대 끝 바로 누운 자세에서 다리 상반성 패턴(무릎 폄 위치)

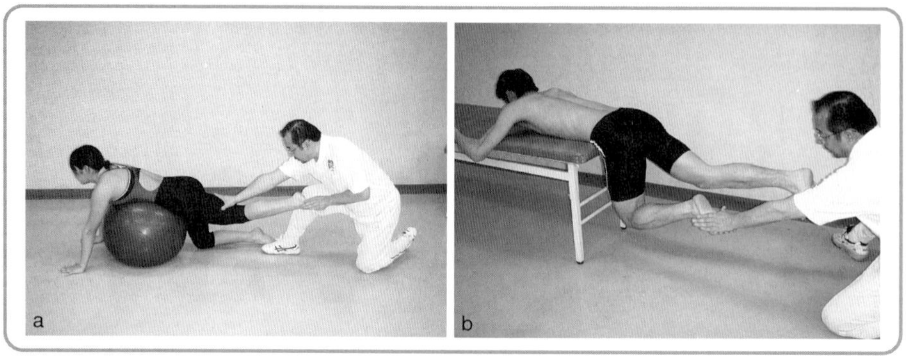

그림 4-57 공 위에 네발로 기기자세에서 다리 한쪽성 패턴 (a)과 엎드려 누운 자세에서 양쪽성 상반성 패턴 (b)

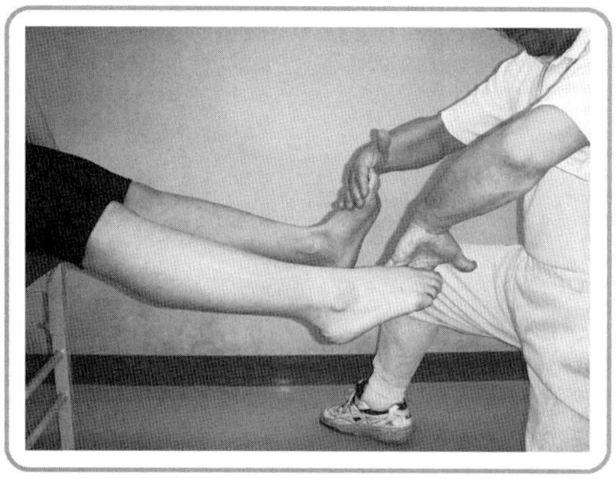

그림 4-58 침대 위 바로 누운 자세에서 다리 양쪽성 상반성 패턴(두 발로 물장구를 침)

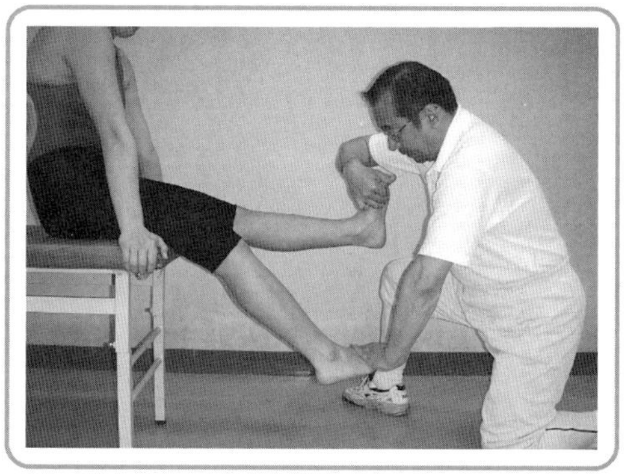

그림 4-59 침대 끝에 걸터앉은 자세에서 양 발부분에서부터 넓적다리에 대한 접근

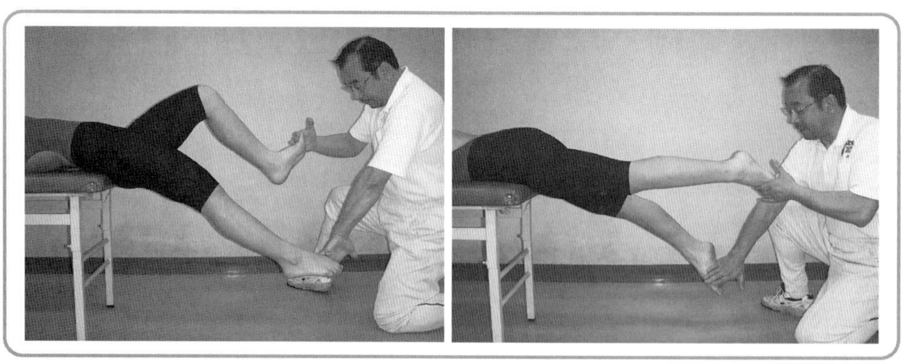

그림 4-60 바로 누운 자세 및 엎드려 누운 자세 (다리를 침대 끝에서부터 내민)에서 양 발부분에서부터 몸통하부에 대한 접근

⑬ [침대 끝에 걸터앉은 자세] 양 발부분에서부터 넓적다리에 대한 접근 (그림 4-59)
⑭ [침대 위 바로 누운 자세 및 엎드려 누운 자세(다리를 침대 끝에서부터 내민다)] 양 발부분에서부터 몸통하부에 대한 접근 (그림 4-60).

7 춤 · 연기 계통의 동작의 접근 예

a. 동작의 관점

① 연속동작
② 체축을 잡는 것의 중요성
③ 파동운동
④ 넓은 관절가동범위

b. 접근의 기본적 사고방법

① 능동적 ROM의 확대 · 유지
② 중추부분에서부터 말초부분으로의 파동운동

c. 접근의 흐름

① 압축의 이용
i) 앉은 자세에서 머리에서부터 압축 (그림 4-61)
ii) 선 자세에서 머리에서부터 압축 (그림 4-62)
② [네발로 기기자세] 목의 패턴: 느린 반전
③ [네발로 기기자세] 팔과 다리의 조합 패턴

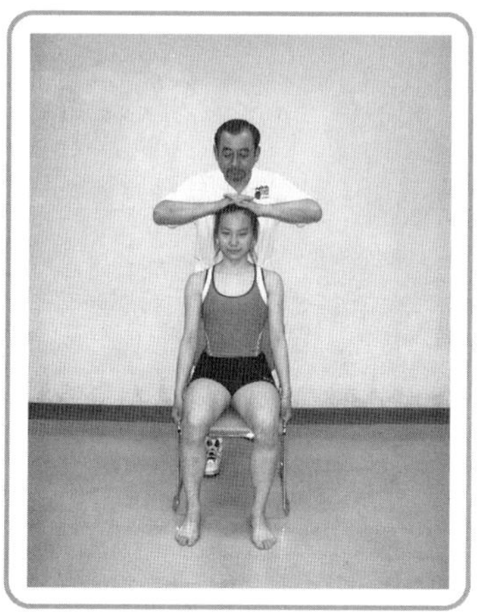

그림 4-61 앉은 자세에서 머리에서부터의 압축

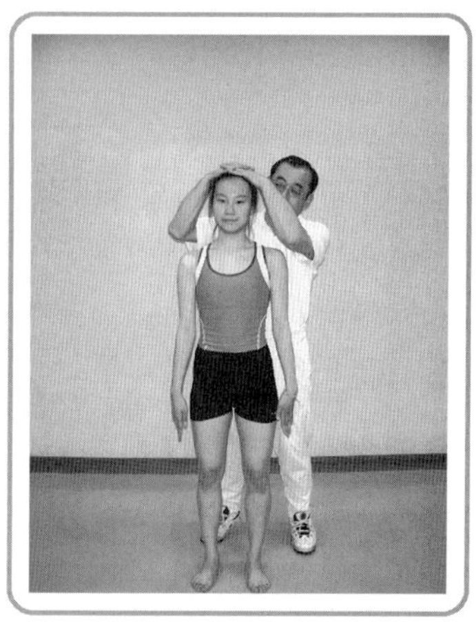

그림 4-62 선 자세에서 머리에서부터의 압축

④ [바로 누운 자세] 몸통상부 패턴
⑤ [바로 누운 자세] 몸통하부 패턴
⑥ [디스크 위 바로 누운 자세] 몸통의 조합 패턴
⑦ [디스크 위 네발로 기기자세] 팔과 다리의 조합 패턴
⑧ 각종 자세에서 율동적 안정
⑨ 엎드려 누운 자세에서 폄 방향으로 율동적 안정을 활용
⑩ [공위에 앉은 자세] 팔 양쪽성 폄 패턴
⑪ [선 자세] 호흡 PNF (가로막의 촉진) (그림 4-63)
⑫ 가로막의 촉진(셀프) (그림 4-64)

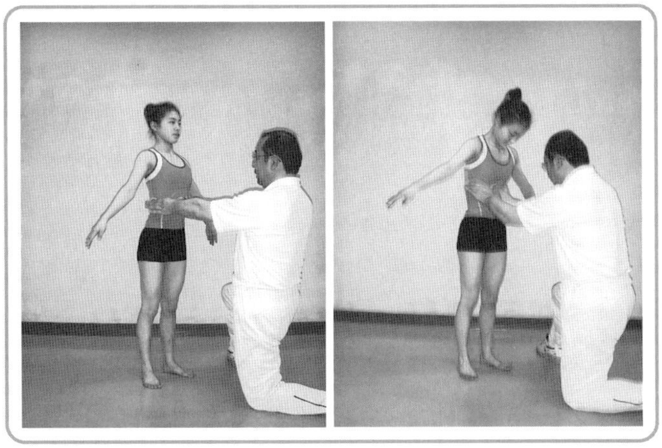

그림 4-63 선 자세에서 가로막의 촉진

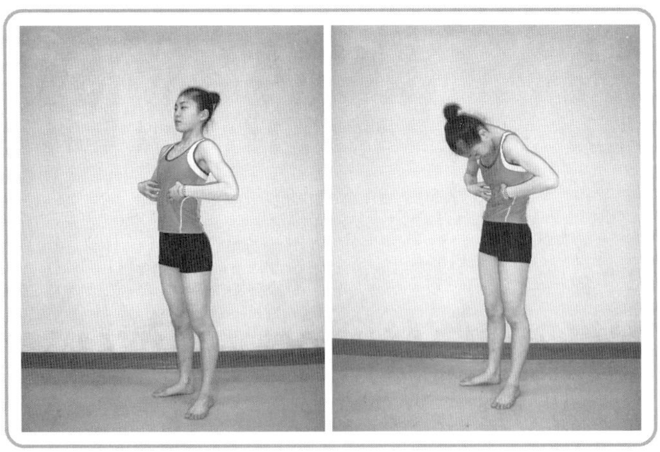

그림 4-64 가로막 촉진 (셀프)

제5장 수중에서 PNF

1 수중에서 PNF의 특징

A 수중에서 PNF와 라가츠법

수중에서 운동에 있어서는 육상에서의 운동과 달리 부력의 영향을 받기 때문에, "중력"과 "부력"의 2개의 힘 사이에서의 평형을 유지하는 것이 필요하다. 이 때문에 지상(중력하)에서의 운동과는 완전히 다른 자세반응이 요구된다. 이 자세반응을 위해 육상에서의 운동에서 필요로 하는 "항중력 자세"나 "균형반응"과는 다른 근육수축을 비롯하여 특유의 자세유지 활동이 요구되기 때문에, 그 결과로서 항중력 자세활동만으로는 얻을 수 없는 "질이 높은 자세의 안정유지기 전"이 얻어진다[20, 24].

수중운동치료 중, 육상에서의 운동과는 다른 자세반응을 이용하면서 저항운동을 시행하여 반응을 유도해내는 방법이 "라가츠법(Bad Ragaz Ring Method)"이다. 라가츠법은 스위스 동부의 St. Gallen주에 있는 온천 재활시설인 Bad Ragaz에서 개발되어온 방법이다. 이 방법은 수중운동치료의 하나의 기법으로서 사용되고 있으며, 부력의 보조를 이용하면서 수중에서 "대각선 · 나선"방향으로 저항운동을 시행하는 것으로부터, 일반적으로 "수중 PNF법"이라고도 불리고 있다[7, 43, 52, 54].

라가츠법은 온욕 중에 부력의 보조구를 사용해서 바로 누운 자세가 되고 "자유부영 자세"(그림 5-1)라 불리는 독특한 자세를 사용해서 도는 (회전하는) 일이 없이 저항운동을 실시하는 것에 있다. 이 자세를 사용해서 "보다 기능적이고, 빠른, 그리고 강한 움직임을 할 수 있는 복합운동"을 온수 중에서 얻어지는 물리치료적 효과 하에 시행하는 것이다. 복합운동은 강한 근육수축이 가장 용이해지는 "근육의 뻗음 (주행)을 따라서 대각선 · 나선방향의 움직임"을 중요시하고 있는 것이 특징이다.

라가츠법의 특징은 수중에서 특이한 자세반응과, PNF 패턴을 결부시킴으로써, 자유부유자세로 도는(회전하는) 일이 없이 저항운동을 실시하여 반응을 유도해내는 것에 있다. 그러나 이 방법은 "수중에서의 반응을 촉진하는 것"이 목적이 아니라, 어디까지나 "수중에서의 운동을 이용해서 항중력 자세에 의한 운동에서 보다 기능적이고 효율적인 신체운동을 창출하기" 위해 사용되는 것이다[7, 43].

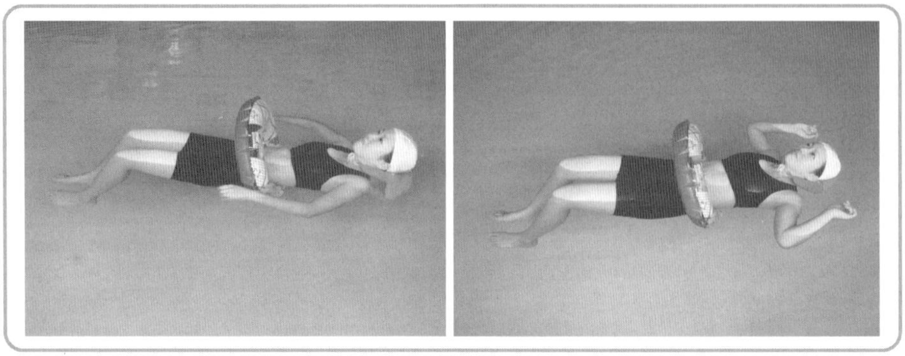

그림 5-1 자유부영 자세

B 왜 "수중"인가

수중에서 PNF를 치료하는 데에 있어서 반응이 얻어져 있는지 아닌지에 대해서는 육상에서의 운동보다도 자각적으로도 또한 타각적으로도 명확히 확인할 수 있다. 즉, 대상자가 수중 바로 아래에서 원활하게 움직이고 있으면 정확히 운동하고 있는 것이 된다. 한편, 저항이 부적절하거나 운동방향이 정확하지 않거나 하면 대상자는 수중에 가라앉아 물을 마시는 등 괴로운 상황을 만들어버리게 된다.

따라서 "강력한 근육수축"을 목표로 하기보다는 "전신에 걸친 원활한 협동운동의 획득"에 주안점을 두게 된다.

실제의 운용에 있어서는 능동운동에 대한 저항의 사용방법 여하로 유도되는 반응이 달라지기 때문에 목적을 명확히 하여 정확한 PNF의 접근을 시행하는 것이 요구된다. 육상에서의 운동에서 일반적인 PNF에 숙달한 다음에, "물이 가지는 물리적 특성", '대각선 · 나선방향의 근육수축", "능동운동에 대해서 반응을 끌어내는 저항의 사용방법" 등에 대한 이해가 추가되어 비로소 요망되는 효과를 끌어낼 수 있는 난이도가 높은 기법이다. 그러나 이 때문에 육상에서의 PNF에서는 얻을 수 없는 효과를 기대할 수 있게 된다.

수중에서의 PNF는 보다 높은 신체활동수준을 수중에서만 획득하는 것이 목적은 아니며 어디까지나 육상운동에서의 전문 스포츠 활동에서 에너지 효율이 좋은 동작 패턴의 획득, 최종적으로는 대상자의 수행(performance)을 향상시키는 것을 목적으로 하고 있다.

선수재활(athletic rehabilitation)의 현장만이 아니라 다양한 재활/스포츠 조절의 장면에서 이용이 가능한 효과적인 기법이다[20, 24].

C 라가츠의 촉진요소

수중에서 시행하는 경우라도 촉진의 요소를 고려하여 PNF에서 사용하는 "기본기법" 및 "특수기법"을 조합하여 사용하는 것이 기본이 된다.

수중에서는 육상과는 달리 "작용/반작용"의 힘 관계가 작동하지 않는다. 급격하고 강력한 근육수축을 일으킬 수 있는 침대 위 (육상운동)와는 달리, 수중에서는 중력중심 위치가 급격하게 변화하고 그 결과로서 가라앉아버리게 된다. 따라서 PNF의 촉진요소 중, PNF 패턴을 시작할 때에 사용하는 "신장반사"는 수중에서는 사용할 수 없다. 수중에서 PNF를 치료함에 있어서는 표 5-1에 나타낸 대로 "근육의 신장", 특히 신장반사 이외의 촉진요소를 이용하게 된다[7, 43, 52].

표 5-1 수중에서 활용할 수 있는 촉진요소

1. PNF 운동패턴
2. 관절의 견인과 압축
3. 저항
4. 방산과 강화
5. 정상적인 타이밍
6. 능동보조운동
7. 도수접촉
8. 구두지시
9. 시각자극
10. 청각자극

(竹中弘行 외[52])

D 수중운동치료에 필요한 기초지식

1 정수압 (hydrostatic pressure)

수중에서는 깊이에 따라 몸의 표면에 균일한 수압이 가해진다. 수심 1m의 곳에서는 약 76mmHg(약 0.1기압)가 가해진다. 라카츠법에서는 일반적으로 수면 바로 밑 20~50㎝의 수심에서 운동이 수행되므로 몸은 1.03~1.05기압으로 공기 중 보다 여분의 압력을 받게 된다. 몸은 그 부위에 따라 수압을 받는 정도가 다르며 흉강 내에는 그 70%, 복강 내에는 80%, 팔다리의 내부에는 그 86%가 전달된다.

2 점성 (점성저항)

점성이란 액체의 분자 사이에 일어나는 마찰의 일종이며 유체의 흐름에 대해서 저항을 일으키게 된다. 이 마찰이 "점성"이고 그 상황 속에서 움직이는 것에 의해서 발생하는 것이 "점성저항"이다.

액체의 분자는 그 안을 움직이는 물체의 표면에 점착하려고 하는 성질이 있으므로, 점성은 동작에 대한 저항력이 된다. 더욱이 물체 농도가 짙은 액체 속을 움직일 때는 어떤 일정한 속도로 와류가 일어난다. 따라서 동작에 대해서 보다 큰 저항이 발생하게 된다.

물은 공기보다 점성이 높으므로 수중에서 운동은 육상에서 운동보다 저항이 커진다.

3 전단력

전단력 (shearing force)이란 "가로막는 힘", "지지하는 힘"을 말한다. 예컨대, 마루에 누운 상태에서부터 일어설 수 있는 것은 마루가 힘을 충분히 지지하여 주기 때문이다. 이와 같이 힘을 가했을 때 지지하여 주는 것은 물체의 응집력이 크게 가해진 힘에 견딜 수 있기 때문이다. 이것이 "전단력이 작용하는 상태"이다. 그러나 수중에서는 응집력이 작고 힘이 가해지면 분자가 자유로이 움직이는 것에 의해서 반발하는 힘이 발생하지 않게 된다. 이러한 상태를 "전단력이 작용하지 않는 상태"라 부른다. 따라서 이러한 전단력이 작용하지 않는 수중에서는 뉴턴의 "작용/반작용의 법칙"에 의한 저항은 발생하지 않게 된다.

예컨대, 침대 위에서는 침대로부터 반발하는 힘, 즉 전단력이 작용하기 때문에 "옆으로의 몸 구르기"가 가능해지지만, 수중에서의 바로 누운 자세(등이 뜨는 상태)에서는 전단력이 작용하지 않기 때문에 작용/반작용의 법칙이 성립하지 않고, 가로방향으로 몸 구르기를 할 수 없어 엉덩이부터 수중으로 가라앉아버리게 된다.

4 동수압

동수압 (dynamic hydraulic pressure)이란 자기가 수중을 움직이는 것에 의해서 발생하는 저항을 말하며, 움직임이 없으면 정수압의 영향 밖에는 받지 않는다. 수중에서 운동하는 것에 의해서 앞에서 언급한 점성저항을 비롯하여 다양한 물이 가지는 물리적 특성이 작용하여 "동수압"이 발생하는 것이다. 이 동수압은 "trick motion(속임수 운동)"이 일어나는 것을 제한해주기 때문에 "운동의 재학습 · 재 프로그래밍"을 도모하는 데 효과적인 수단이 된다.

또한 움직임의 속도에 동반하여 동수압의 영향도 변화하므로, 근육수축의 세기도 변화한다. 수중운동을 할 때 근육수축은 등속성 근육수축(isokinetic contraction)양식을 취하게 되고, 운동속도와 아울러서 저항량이 변화하게 된다. 이 현상을 이용하여 단계부여를 한 근력 회복/강화 프로그램의 설정이 가능해진다.

5 중력과 부력

수중운동에서는 사용하는 수심에 따라서 "중력"과 "부력"의 영향의 비율이 변화한다 (그림 5-2). 생각할 수 있는 조건은 표 5-2에 나타내는 것처럼 정리할 수 있다[20, 24].

PNF와 관련하여, (a) 중력의 영향과 부력의 영향을 절반씩 받는 경우와, 라카츠법에서 사용하는 (b) 중력의 영향이 없이 부력의 영향만의 경우에 대해서 해설한다.

a. 중력과 부력의 영향력이 같은 경우 (수중 선 자세 때 Th8~11 수준의 수심)

능동운동으로서 수중운동을 사용하는 경우의 도입에는 가장 적절한 수심이다.

이 수심에서는 중력과 부력의 영향을 동등하게 받는다는 것으로부터, 균형운동으로서의 이용가치가 높다. 최종목표를 육상에서의 운동(항중력 위치에서의 운동)에 두는 것이라면 이러한 수심의 이용은 수중운동치료의 효과가 단순히 수중운동 때만이 아니라, 최종적으로 육상운동의 여러 동작에서 달성되기 쉬운 특이한 수심이다.

b. 중력의 영향을 받지 않고, 부력의 영향만의 경우 (자유부유 위치)

부력의 보조를 사용해서 “완전 하중면제 상태의 수동운동”에서는 이완이 촉진된다. 특히 이 상태에서 목의 이완의 획득은 전신에 확대되기 때문에 조절(conditioning) 프로그램으로서 유익한 방법이다.

라가츠법도 이 조건 하에서 “자유부유 위치”라는 특이한 자세를 사용해서 치료하는 것에 특징이 있다[7, 43, 52].

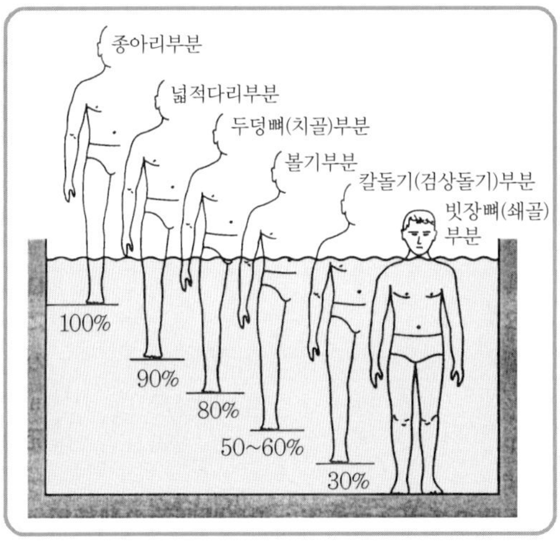

그림 5-2 중력과 부력의 영향

각 수심에서 하중면제의 비율

(Golland A[27])

표 5-2 중력과 부력의 조건

1. 중력의 영향만이고 부력의 영향이 없는 경우
2. 중력의 영향 〉 부력의 영향의 경우
3. 중력의 영향 = 부력의 영향의 경우
4. 중력의 영향 〈 부력의 영향의 경우
5. 중력의 영향이 없이 부력의 영향만의 경우

(覺張秀樹[24]에서부터 변경)

2 수중에서 PNF의 실제

수중운동치료의 도입에 있어서 패턴운동에 들어가기 위한 순서에 대해서 차례대로 소개한다[20].

A 이완의 촉진

1 수중에서 기본자세

중력과 부력의 양쪽의 영향을 받으면서 반응을 끌어내어 가는 것이라면, 수중에 선 자세를 취하고 칼돌기에서부터 엉덩뼈능선(장골릉)의 수심을 사용하는 것이 가장 효과적이다.

구체적으로는 (그림 5-3)에 나타낸 것처럼 Th8~11 레벨의 수심에 들어가, 겨드랑 밑에 무릎뼈 중앙이 위치하는 발을 벌린 폭으로 서고 봉우리까지 물에 잠기도록 엉거주춤한 자세가 되어 운동하면 효과적이다. 이 자세 즉, 삼각자세(triangle shape) (그림 5-4)가 운동의 기본이 되고, 여기서부터 운동을 발전시켜간다.

다리의 스포츠 상해 특히, 무릎관절의 인대가 손상되었을 때에 있어서의 선수재활(athletic rehabilitation)에서도 엉거주춤한 자세로 보행시키는 일이 있다. 그러나 이 삼각자세에 의한 수중보행에서는 걸보기의 자세가 마찬가지이더라도 동수압의 영향을 받기 때문에 그 기전은 크게 다르다. 즉, 육상에서의 운동에 의한 엉거주춤한 자세에서의 보행은 항중력 기전 속에서 다리의 많은 근육군을 동원하여 능동적인 조절을 도모하는 방법인 것에 반해서, 안정자세 (삼각자세)에 의한 수중보행운동에서는 중력에 의한 영향과 부력에 의한 영향을

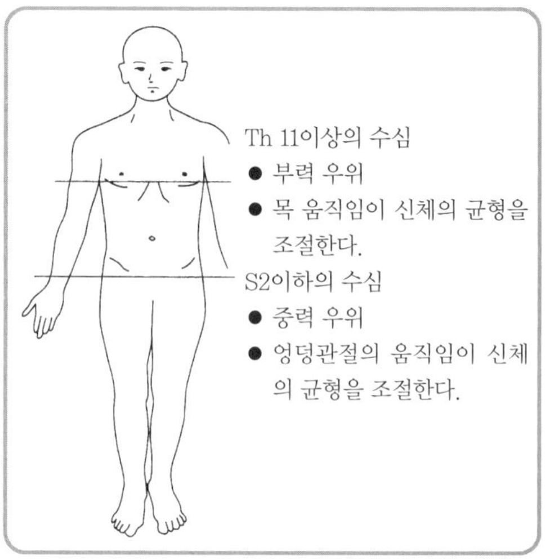

그림 5-3 가장 반응을 끌어내기 쉬운 수심

수심과 운동을 조절하는 부위의 관계

(富田昌夫[55])

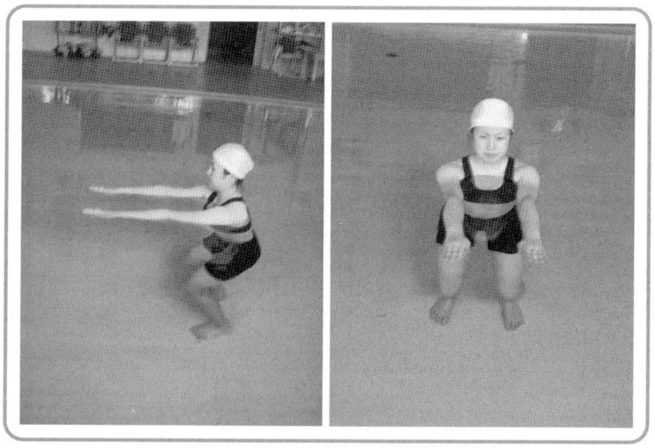

그림 5-4 삼각자세

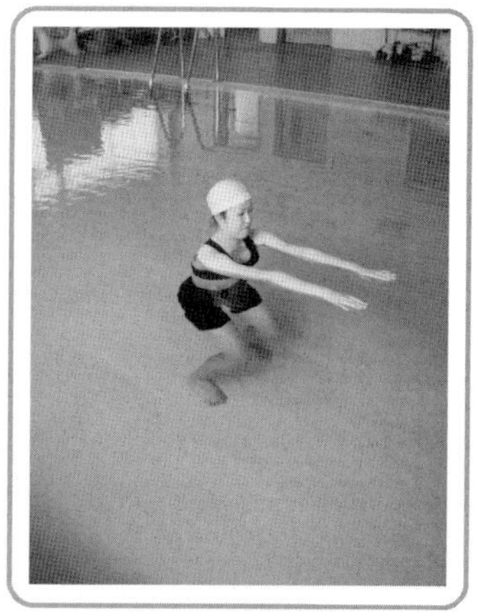

그림 5-5 삼각자세에서 운동

50%씩 받는 것과 동시에 동수압이 가해지기 때문에 육상에서 운동에 의한 엉거주춤한 자세에서 보행에 비하여 모든 방향의 움직임에 대해서 보다 많은 저항이 가해지게 된다. 이때 근육수축은 동수압의 영향을 받아 "근육수축력이 약한 등속성 근육수축"을 취한다.

또한, 다리의 굽힘 각도를 조정함으로써, 신체에 가해지는 자극/저항을 미묘하게 변화시킬 수 있는 이점이 있다.

2 기본자세에서부터 운동

기본자세에서부터 능동운동을 확대하여간다. 호흡을 맞춰서 이완을 촉진하기 위해 반드시 "4초 리듬"을 지켜서 팔꿈치의 폄 위치 그대로 몸쪽에서 양팔의 폄/굽힘을 반복한다.

또한 목 반사(대칭성긴장성 목 반사)를 이용하여 목의 굽힘/폄을 연동시켜가고, 이것에 동반해서 몸통의 굽힘/폄도 연동시켜간다 (그림 5-5).

[주: "4초 리듬"의 중요성]

인간이 안정할 때 호흡은 평균하여 1분간에 약 15~16회이다. 즉, 1회의 호흡동작을 약 4초 동안 시행하고 있는 것이 된다. 수중운동에서는 저항운동과 4초 리듬을 동조시키면 이완효과를 비롯하여 보다 큰 효과를 기대할 수 있다. 4초에서 하나의 움직임, 또는 4초에서 하나의 왕복운동(2초에서 날숨, 2초에서 들숨)을 시행하면 좋다.

B 수중에서 움직임의 조절: 할리윅법(Halliwick method)의 응용

1 돌림계통(회전계)의 운동

능동운동으로서 신체의 장축방향의 운동 즉, "세로의 돌림"을 사용해서 굽힘근군과 폄근군(주동근군과 길항근군)의 균형을 양호하게 유지할 수 있다 (그림 5-6). 필요에 따라서 치료사가 부력 및 돌림에 대해서 원활하게 운동을 수행할 수 있도록 보조를 시행한다(어디까지나 원활한 움직임을 보조하는 역할로서).

이 방법은 성별이나 체지방량/근육량 등의 인자에도 영향을 받지만, 일반적으로는 전신의 균형이 양호하게 유지되어 있으면 수면 바로아래에 뜰 수 있고, 균형이 나쁘면 가라앉아버리는 것을 이용한다. 인간의 비중은 허파의 공기량도 고려하면, 남녀 평균하여 0.974이므로 이론상은 수면 바로아래에 뜨게 된다.

또한 장축방향에 대한 가로방향으로 돌림도 "바디 이미지"와 "신체축"의 재학습으로서 효과가 있다 (그림 5-7).

2 벽 등을 이용한 운동의 문제점

동수압, 점성저항을 고려하면 균형조절을 양호하게 유지하고 그 결과로서 이완을 촉진하기 위해서는 부력의 보조를 사용해서 후에 소개하는 라가츠법으로 대표되는 "자유부유자세"에서 운동 등이 효과적이다.

그러나 벽 등을 이용해서(벽을 잡은 채로) 하는 운동은 (그림 5-8) 전신으로 운동의 확대가 제한되기 때문에 이완이 제한되어버린다. 또한 받침점 · 힘점 · 작용점이라는 운동의 관점에서부터 보아 1개소에 힘점이 집중해버린다. 그리고 자유부유자세와는 달리, 벽에서부터의 반동의 힘이 작용하기 때문에 순서 있는 근육수축의 균형이 무너지게 된다. 따라서 "약화된 근육에 대한 단계부여를 한 근력강화"를 목적으로 하여 사용하는 경우에는 효과는 있으나, 스포츠 장면에서의 특히, 몸통부분의 재활/조절에서는 사용해서는 안 된다.

C 어깨뼈에서부터 몸통으로 PNF 패턴의 도입

부낭(float)의 보조(튜브형 부낭)를 이용하여 뜨고, 양 다리를 굽혀서 하중면제 자세에서 어깨뼈 양쪽성 상반성 패턴을 시행한다. 즉, 한쪽의 앞쪽올림과 다른 쪽의 뒤쪽내림 (그림 5-9), 및 그 반대로 한쪽의 뒤쪽올림과 앞쪽내림을 상반성 패턴으로 시행한다. 이 때 몸통의 과도한 돌림운동이 일어나지 않도록 저항을 고려한다.

이들의 접근으로부터 전단력이 작용하지 않는 수중에서 접근에 대해서 "기본기법"의 확인을 하여 자유부유 자세에서 접근으로 발전시켜간다.

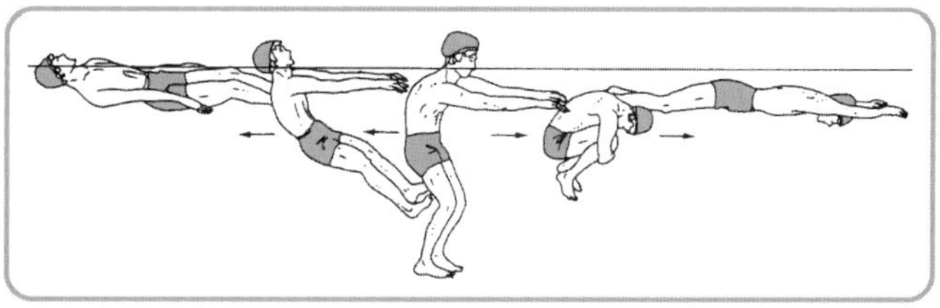

그림 5-6 할리윅법을 이용한 세로의 돌림 (수직 돌림)

(覺張秀樹[10])

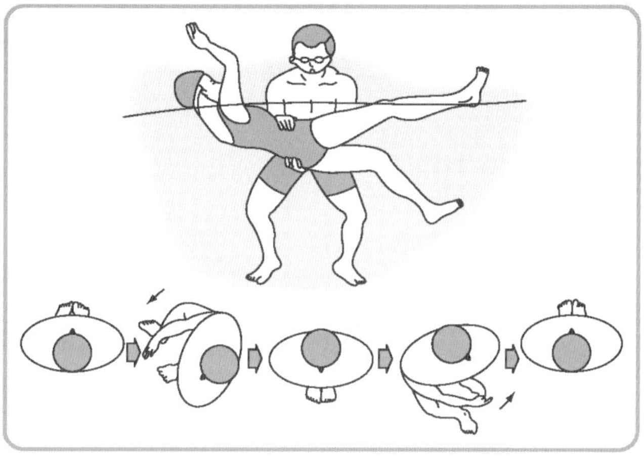

그림 5-7 할리윅법을 이용한 가로의 돌림

(覺張秀樹[10])

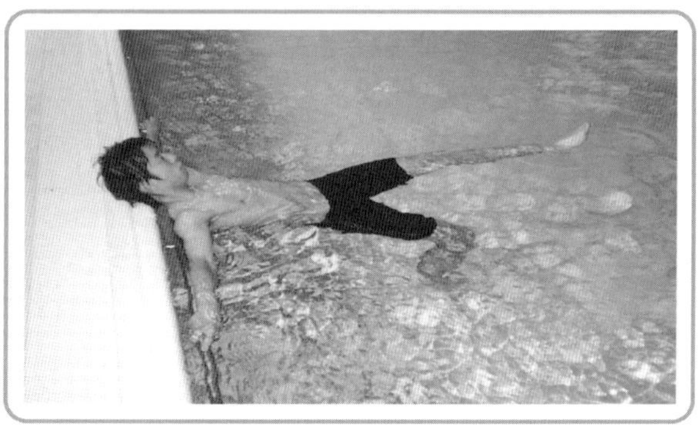

그림 5-8 수중에서 부적절한 운동

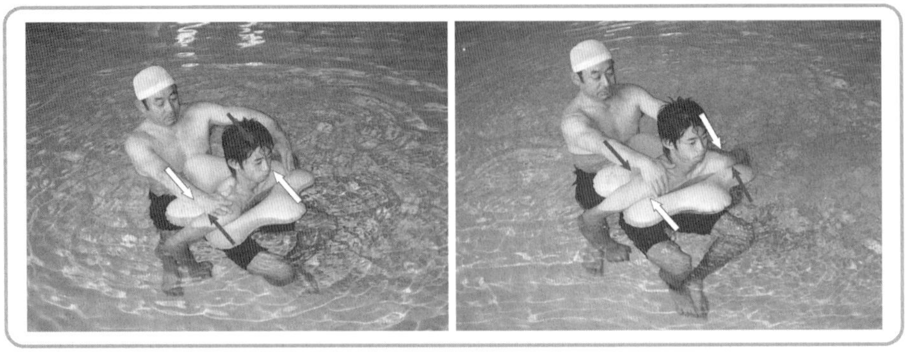

그림 5-9 수중에서 어깨뼈의 양쪽성 상반성 패턴

3 라가츠법의 실제

A 라가츠법의 기본적 훈련패턴

자유부유 자세에서 운동(능동저항운동) (중력의 영향을 받지 않고 부력의 영향만의 경우)인 라가츠법은 팔 2패턴, 몸통 10패턴, 다리 13패턴으로 기본적 훈련패턴이 집약되어 있다[7, 43, 52].

이 중 팔의 패턴과 다리의 패턴은 근력이 약화한 환자에 대한 적응이 중심이 된다. 운동선수에 대해서 결코 적응이 없는 것은 아니지만, 같은 시간과 노력을 소비하는 것이라면, 특히 다리에 관해서는 하중운동을 사용한 치료/운동을 선택한 편이 효과가 인지된다. 이러한 운동선수에 대해서는 "몸통부분 패턴"이 가장 효과가 인지되므로 몸통부분을 주체로 해설한다.

B 몸통의 기본적 패턴

표 5-3에 몸통의 기본적 패턴(라가츠법 No. 201~210)을 종합하여 나타냈다.

라가츠법을 사용해서 비하중상태(open kinetic chain: OKC)에서 부력과 대각선방향으로의 저항운동을 더욱 발전시키고, 특히 몸통부분을 중심으로 한 전신의 공동운동(전신운동의 재학습)을 목표로 하여 사용하면 효과적이다.

몸통 패턴의 도수접촉에 대해서 그림 5-10에 나타냈다.

표 5-3 몸통의 기본적 패턴(라가츠법 No. 201~210)

1. 척주의 굽힘 지레의 팔(lever arm)로서 팔을 사용	(No. 201, 그림 5-11)
2. 척주의 굽힘 + 옆굽힘 + 돌림 지레의 팔로서 팔을 사용	(No. 202, 그림 5-12)
3. 척주의 폄 + 옆굽힘 + 돌림 지레의 팔로서 팔을 사용	(No. 203, 그림 5-13)
4. 척주의 옆굽힘 1.의 강화 패턴	(No. 204, 그림 5-14)
5. 척주의 굽힘 + 옆굽힘 + 돌림 2.의 강화 패턴	(No. 205, 그림 5-15)
6. 척주의 폄 + 옆굽힘 + 돌림 3.의 강화 패턴	(No. 206, 그림 5-16)
7. 척주의 옆굽힘 지레의 팔로서 다리를 사용	(No. 207, 그림 5-17)
8. 척주의 굽힘 + 옆굽힘 + 돌림 지레의 팔로서 다리를 이용	(No. 208, 그림 5-18)
9. 척주의 폄 + 옆굽힘 + 돌림 지레의 팔로서 다리를 이용	(No. 209, 그림 5-19)
10. 지레의 폄 + 굽힘 + 옆굽힘 + 돌림의 2상성 운동 지레의 팔로서 한쪽 다리와 한쪽 팔을 사용	(No. 210, 그림 5-20, 그림 5-21)

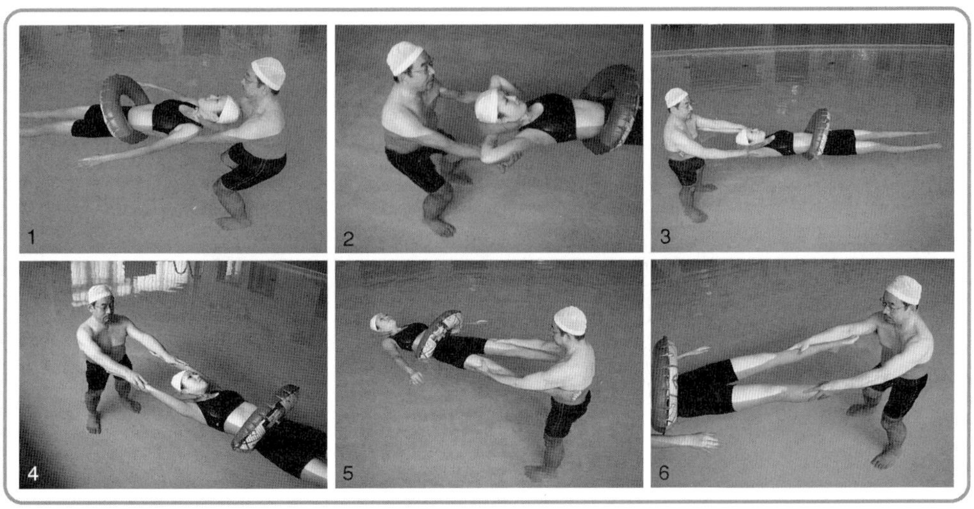

그림 5-10 몸통 패턴의 도수접촉(1~6)

1 No. 201: 척주의 굽힘 (그림 5-11)

① 시작자세: 바로 누운 자세, 양손을 머리 뒤에서 깍지를 낀다. 팔꿈치는 수중으로.
② 도수접촉 (그림 5-10): 1, 2, 3에서부터 선택
③ 치료사의 위치: 대상자의 머리 쪽
④ 링의 위치: L5~S1, neck collar, 발목관절
⑤ 움직임의 요소: 몸통은 옆굽힘, 엉덩관절 및 무릎관절은 폄, 발목관절은 바닥쪽굽힘
⑥ 구두지시: "무릎을 똑바로 한 채로 몸을 우(좌)로 굽히시오!". "몸은 일으키기 않고 평탄하게 한 채로!)
⑦ 종료자세: 최대 옆굽힘 위치, 고리는 팔꿈치 쪽으로 접근한다. 운동 후 반드시 이완시켜서 반대방향으로의 운동을 실행한다.
⑧ 적응: 몸통근육 강화, 특히 몸통 가쪽근육

2 No. 202: 척주의 굽힘 + 옆굽힘 + 돌림 (그림 5-12)

① 시작자세: 바로 누운 자세, 양손은 목의 뒤에서 깍지를 낀다. 몸통상부는 수평, 다리와 몸통하부는 폄 위치에서 우(좌)로 비튼다.
② 도수접촉 (그림 5-10): 1, 2, 3에서부터 선택
③ 치료사의 위치: 대상자의 머리 쪽
④ 링의 위치: L5~S1, neck collar, 발목관절
⑤ 움직임의 요소: 몸통은 옆굽힘, 굽힘, 돌림
⑥ 구두지시: "발을 우(좌)로 돌리고, 무릎은 똑바로 양 발을 얼굴 쪽으로 접근시키시오!"
⑦ 종료자세: 엉덩관절은 굽힘, 몸통은 굽힘, 옆굽힘, 돌림 자세를 취한다. 치료사는 배근육군의 작용에 대해서 고정력을 높이기 위해 왼쪽(오른쪽) 팔꿈치를 가볍게 아래로 민다.
⑧ 적응: 몸통근육 강화, 특히 몸통의 가쪽근육.

3 No. 203: 척주의 폄 + 옆굽힘 + 돌림 (그림 5-13)

① 시작자세: 바로 누운 자세, 양손은 목의 뒤에서 깍지를 낀다. 팔꿈치는 수중으로 양 다리와 몸통하부는 폄 위치에서 약간 우 (좌)로 비튼다.
② 도수접촉 (그림 5-10): 1, 2, 3에서부터 선택
③ 치료사의 위치: 대상자의 머리 쪽
④ 링의 위치: L5~S1, neck collar, 발목관절
⑤ 움직임의 요소: 몸통은 폄, 옆굽힘, 돌림
⑥ 구두지시: "발을 뒤쪽으로 하시오!", "몸을 뒤로 젖히시오!"
⑦ 종료자세: 척주의 최대 폄 위치, 왼쪽 몸통은 수면 위에 있다. 치료사의 오른손은 팔꿈치를 가쪽으로 미는 것만이 아니라, 몸통 폄근군이 작동하기 쉽도록 약간 들어올린다.
⑧ 적응: 몸통근육 강화, 특히 몸통의 가쪽근육

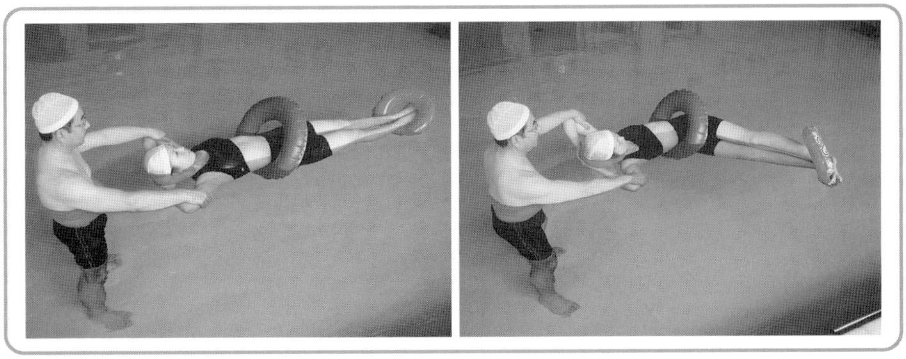

그림 5-11 몸통 패턴 No. 201

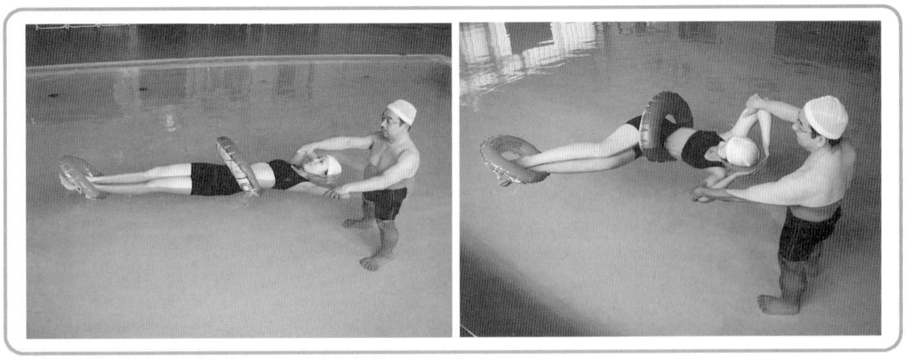

그림 5-12 몸통 패턴 No. 202

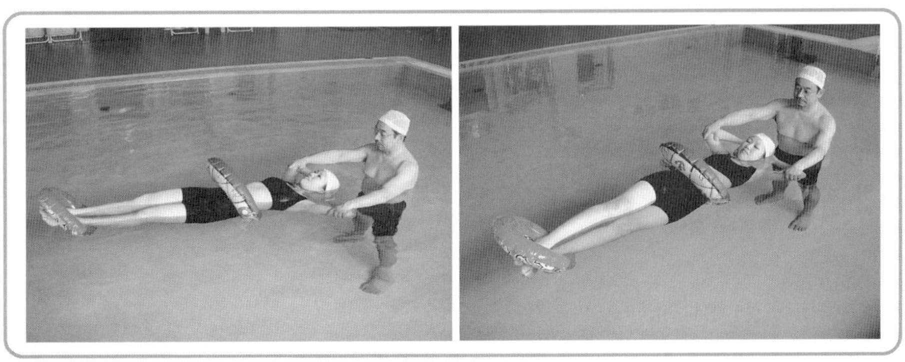

그림 5-13 몸통 패턴 No. 203

4 No. 204: 척주의 옆굽힘 (그림 5-14)

① 시작자세: 바로 누운 자세, 양 팔은 어깨 최대 굽힘 위치, 팔꿈치 폄 위치
② 도수접촉 (그림 5-10): 4
③ 치료사의 위치: 환자의 머리 쪽
④ 링의 위치: L5~S1, neck collar, 발목관절
⑤ 움직임의 요소: 몸통은 옆굽힘, 엉덩관절 및 무릎관절은 폄, 발목관절은 바닥쪽굽힘
⑥ 구두지시: "발을 왼쪽으로!", "몸을 비틀지 말고!", "팔꿈치는 똑바로 한 채로!"
⑦ 종료자세: 최대 옆굽힘 위치, 치료사는 안정성을 증가시키기 위해 오른쪽 팔을 약간 밀어 내린다. 대상자의 왼쪽 팔은 굽히고, 견인이 가해져 있다. 대상자의 오른쪽 팔은 폄 위치에서 약간 안쪽돌림 위치를 취한다.
⑧ 적응: 몸통근육 강화, 특히 몸통의 가쪽근육

5 No. 205: 척주의 굽힘 + 옆굽힘 + 돌림 (그림 5-15)

(이 운동은 지레의 작용에 의해서 No. 202보다 큰 부하를 줄 수 있다)
① 시작자세: 바로 누운 자세, 어깨는 최대 굽힘 위치, 팔꿉관절은 폄 위치. 몸통하부와 다리는 폄 위치에서 약간 왼쪽으로 비튼다.
② 도수접촉 (그림 5-10): 4. 오른쪽 팔에 압축을 가하고, 왼쪽 팔에 견인을 가한다.
③ 링의 위치: L5~S1, neck collar, 발목관절
④ 움직임의 요소: 몸통은 굽힘, 옆굽힘, 돌림, 엉덩관절은 굽힘, 무릎관절은 폄, 발은 등쪽굽힘
⑤ 구두지시: "발을 왼쪽으로 돌리시오!", "무릎은 똑바로 한 채로!", "양 발을 얼굴쪽으로 가까이 하시오!", "오른손은 뻗친 채로!"
⑥ 종료자세: 치료사와 대상자로 하나의 고리가 만들어질 수 있도록 한다.
⑦ 적응: 몸통근육의 강화, 특히 몸통의 가쪽근육

6 No. 206: 척주의 폄 + 옆굽힘 + 돌림 (그림 5-16)

(이 운동은 지레의 작용에 의해서 No. 203보다 큰 부하를 줄 수 있다)
① 시작자세: 바로 누운 자세, 어깨는 최대 굽힘 위치, 팔꿈치는 폄 위치. 몸통하부와 다리는 폄 위치에서 약간 왼쪽으로 비튼다.
② 도수접촉 (그림 5-10): 4. 왼쪽 팔에 압축을 가하고, 오른쪽 팔에 견인을 가한다.
③ 치료사의 위치: 대상자의 머리 쪽
④ 링의 위치: L5~S1, neck collar, 발목관절
⑤ 움직임의 요소: 몸통은 폄, 옆굽힘, 돌림, 엉덩관절 및 무릎관절은 폄, 발은 바닥쪽굽힘
⑥ 구두지시: "발을 뒤쪽으로!", "몸을 뒤로 젖히시오!", "왼쪽 팔꿈치는 가볍게 굽히시오!", "오른쪽 팔꿈치는 뻗친 채로!"

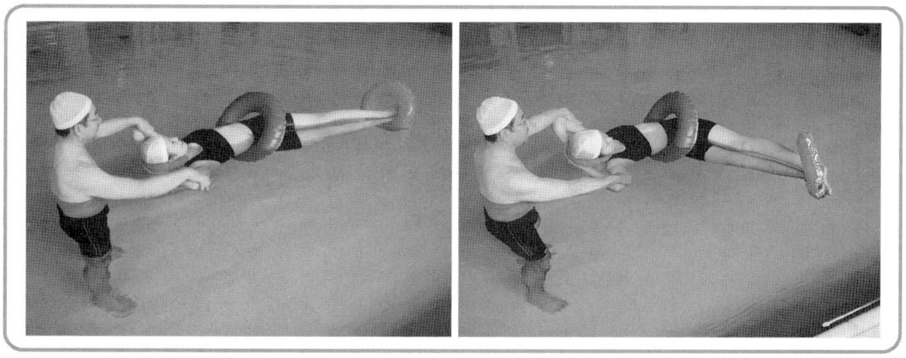

그림 5-14 몸통의 패턴 No. 204

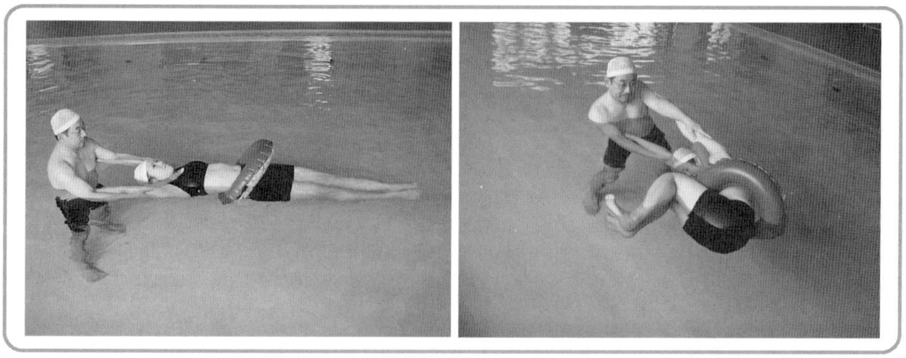

그림 5-15 몸통의 패턴 No. 205

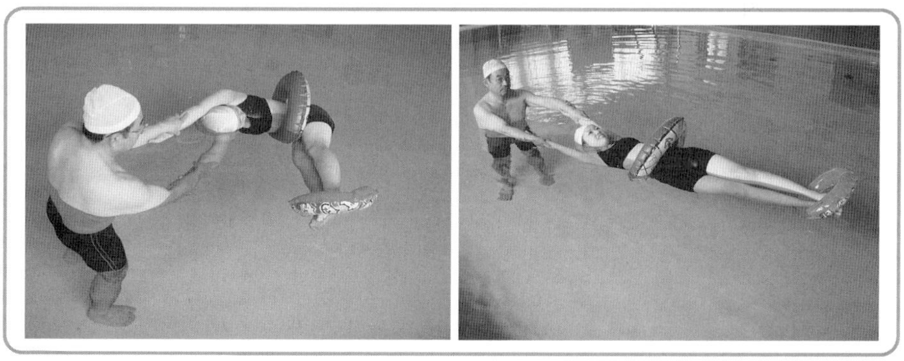

그림 5-16 몸통의 패턴 No. 206

⑦ 종료자세: 척주의 최대 폄 위치, 오른쪽 몸통은 수면 위로 된다. 왼쪽 팔꿈치는 약간 굽힘 위치, 오른쪽 팔꿈치는 폄 위치 그대로.

⑧ 적응: 몸통근육 강화 특히, 몸통의 가쪽근육(다만, 팔에 통증이나 가동범위 제한이 있는 경우에는 금기이다)

7 No. 207: 척주의 옆굽힘 (그림 5-17)

① 시작자세: 바로 누운 자세, 양 어깨관절 최대 굽힘 위치, 팔꿈치 폄 위치, 다리는 엉덩관절 벌림 위치, 무릎관절 폄 위치, 발목관절 등쪽굽힘 위치

② 도수접촉 (그림 5-10): 5, 6에서부터 선택. 오른쪽 다리에 압축을 가하고 왼쪽다리에 견인을 가한다.

③ 치료사의 위치: 벌림을 한 양 다리의 사이에 선다.

④ 링의 위치: L5~S1, neck collar

⑤ 움직임의 요소: 몸통은 옆굽힘, 엉덩관절 및 무릎관절은 폄, 발은 등쪽굽힘

⑥ 구두지시: "머리는 왼쪽으로!", "몸은 비틀지 마시오!"

⑦ 종료자세: 최대 옆굽힘 위치, 팔은 수면에 평형인 채로.

⑧ 적응: 몸통근육의 강화, 특히 몸통의 가쪽근육.

8 No. 208: 척주의 굽힘 + 옆굽힘 + 돌림 (그림 5-18)

① 시작자세: 바로 누운 자세, 어깨관절은 최대 굽힘 위치, 팔꿈치는 폄 위치, 몸통 전체를 약간 오른쪽으로 비튼다(돌림은 대략 15°를 넘지 않을 것).

② 도수접촉 (그림 5-10): 5, 6에서부터 선택. 오른쪽 다리에 견인을 가하고 왼쪽 다리에 압축을 가한다.

③ 치료사의 위치: 벌림을 한 양발의 사이에 선다.

④ 링의 위치: L1~S1, neck collar

⑤ 움직임의 요소: 몸통은 굽힘, 옆굽힘, 돌림, 엉덩관절은 굽힘, 무릎관절은 폄, 발은 등쪽굽힘

⑥ 구두지시: "머리를 올려서 몸을 오른쪽으로!"

⑦ 종료자세: 무릎관절은 약간 굽힌다. 몸통은 대략 120° 이상은 굽히지 않고 최대 돌림 위치가 된다.

⑧ 적응: 몸통근육의 강화, 특히 몸통의 가쪽근육

9 No. 209: 척주의 폄 + 옆굽힘 + 돌림 (그림 5-19)

① 시작자세: 바로 누운 자세, 어깨관절 최대 굽힘 위치, 팔꿈치 폄 위치, 몸통 전체는 약간 오른쪽으로 비튼다(돌림은 대략 15°를 넘지 않도록).

② 도수접촉 (그림 5-10): 5, 6에서부터 선택. 오른쪽 다리에 압축을 가하고 왼쪽 다리에

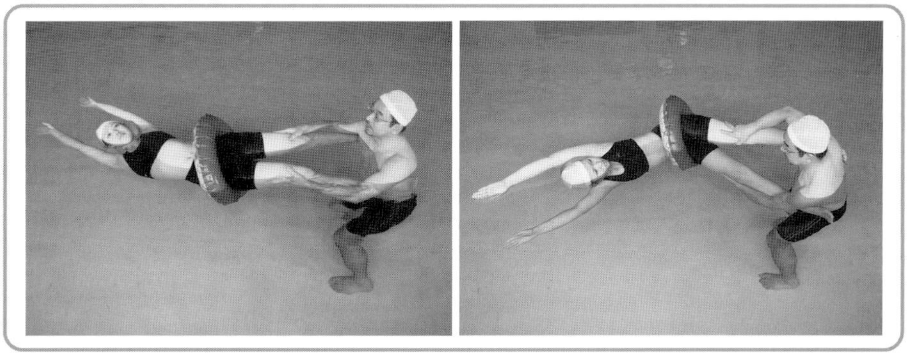

그림 5-17 몸통 패턴 No. 207

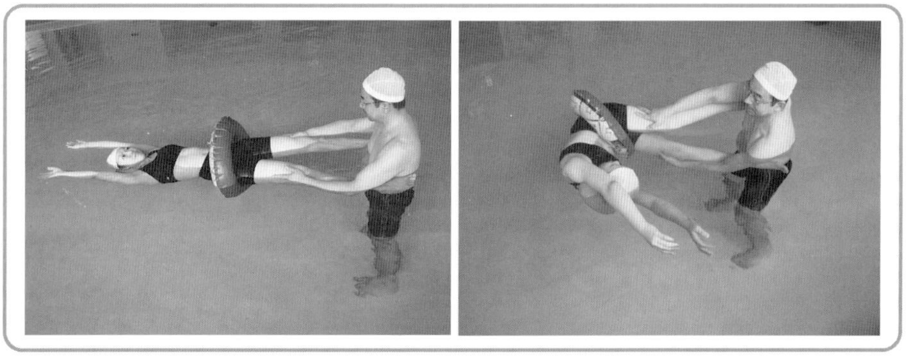

그림 5-18 몸통 패턴 No. 208

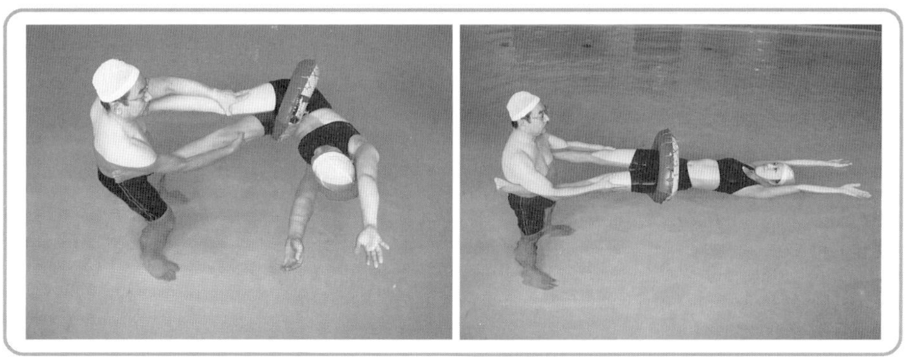

그림 5-19 몸통 패턴 No. 209

견인을 가한다.

③ 치료사의 위치: 대상자가 벌림을 한 양 다리의 사이에 선다.

④ 링의 위치: L5~S1, neck collar

⑤ 움직임의 요소: 몸통은 폄, 옆굽힘, 돌림, 엉덩관절 및 무릎관절은 폄, 발목관절은 등쪽굽힘

⑥ 구두지시: "머리를 뒤로!", "몸을 뒤로 젖히시오!"

⑦ 종료자세: 척주는 최대 폄 위치, 오른쪽 팔은 수중으로, 왼쪽 팔은 공중으로.

⑧ 적응: 몸통근육의 강화, 특히 몸통 가쪽근육

10 No. 210: 척주의 폄 + 굽힘 + 옆굽힘 + 돌림(2상성 운동) (그림 5-20, 그림 5-21)

a. 제1상, 제2상의 반복 (도수접촉은 신속하게 바꿀 것)

대상자와 치료사의 체격을 고려하여 치료사의 수심을 결정할 것.

b. 제1상 (그림 5-20)

① 시작자세: 바로 누운 자세

i) 왼쪽 다리: 엉덩관절은 굽힘, 모음, 가쪽돌림, 무릎관절은 폄 위치, 발은 등쪽굽힘, 내반위치.

ii) 왼쪽 팔: 어깨관절은 굽힘, 모음, 가쪽돌림, 팔꿈치는 폄 위치.

iii) 왼쪽 팔다리 모두 수면에서부터 약간 들어올린다. 오른쪽 팔다리는 자유자세라도 괜찮다.

② 도수접촉

i) 오른손: 대상자의 오른 손등으로, 손가락은 가쪽으로, 엄지손가락은 안쪽으로.

ii) 왼손: 대상자의 왼쪽 발바닥에 놓고 엄지손가락은 발밑으로, 손가락은 안쪽 가장자리로.

③ 치료사의 위치: 대상자의 엉덩관절 가까이.

④ 링의 위치: L5~S1, neck collar, 발목관절

⑤ 움직임의 요소: 몸통은 폄, 왼쪽돌림, 어깨관절은 폄, 벌림, 안쪽돌림, 팔꿈치는 폄, 엉덩관절은 폄, 안쪽돌림, 무릎은 폄 그대로.

⑥ 구두지시: "손과 발을 안쪽으로 비트시오!", "몸을 뒤로 젖히시오"

⑦ 종료자세: 팔다리는 폄, 벌림, 안쪽돌림 위치로, 발꿈치는 위를 향하도록.

c. 제2상 (그림 5-21)

① 시작자세: 바로 누운 자세

i) 왼쪽 다리: 엉덩관절은 폄, 벌림, 안쪽돌림 위치, 무릎관절은 폄 위치, 발은 바닥

쪽굽힘 · 외반위치

ii) 왼쪽 팔: 어깨관절은 폄, 벌림, 안쪽돌림 위치, 팔꿈치는 폄 위치.

iii) 왼쪽 팔다리는 수면 아래에 둔다. 오른쪽 다리는 자유자세라도 괜찮다.

② 도수접촉

i) 오른손: 대상자와 서로 쥔다.

ii) 왼손: 발등부분 가쪽에 둔다.

③ 치료사의 위치: 대상자의 엉덩관절 가까이.

④ 링의 위치: L5~S1, neck collar, 발목관절

⑤ 움직임의 요소: 몸통은 굽힘, 오른쪽돌림, 어깨관절은 굽힘, 벌림, 가쪽돌림, 팔꿈치는 폄, 엉덩관절은 굽힘, 벌림, 가쪽돌림, 무릎은 폄 그대로.

⑥ 구두지시: "손을 쥐고 위로!", "발꿈치를 안쪽으로 당겨 올리시오!"

⑦ 종료자세: 팔다리는 약간 굽힘, 모음, 가쪽돌림 위치.

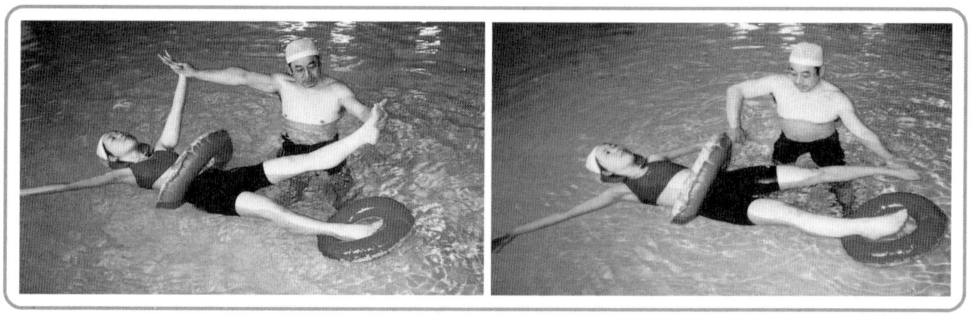

그림 5-20 몸통 패턴 No. 210 〈제1상〉

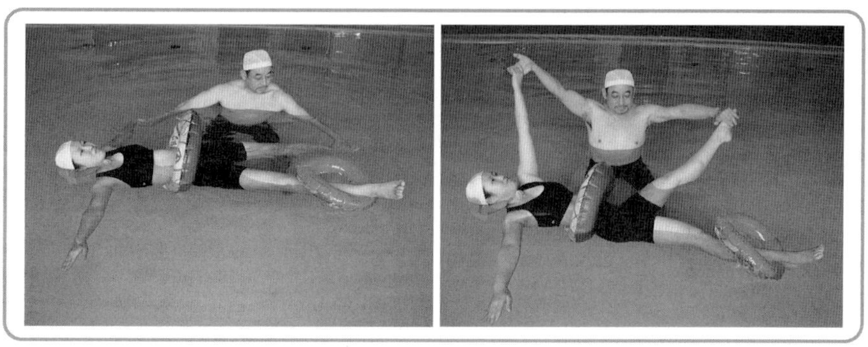

그림 5-21 몸통 패턴 No. 210 〈제2상〉

4 라가츠법의 발전계통

A 부낭(float)을 이용해서 하는 엎드려 누운 자세에서 몸통~다리의 굽힘/폄의 운동(그림 5-22, 그림 5-23)

어깨관절이 zero position을 취하도록 부낭 위에 위치하여 2차원 운동을 발전시켜간다.

능동운동에 의해서 몸통의 장축방향의 굽힘/폄의 가동성(mobility) 능력을 향상시켜간다. 치료사는 앞발부분을 유지하고 몸통에서부터 발가락으로의 굽힘/폄의 능동운동에 대해서, 운동시작 영역에서는 반대방향의 최적 저항을 사용하고, 운동종료 영역에서는 굽힘/폄 운동을 강조하는 것 같은 보조운동으로 저항을 변화시킨다.

"4초에 1회(1패턴)"의 왕복운동으로 실시한다.

a. 폄 패턴 (그림 5-22)

① 시작자세: 부낭을 이용해서 엎드려 누운 자세(어깨는 zero position을 취하도록), 양 다리, 굽힘-벌림-가쪽돌림 위치, 발의 등쪽굽힘
② 도수접촉: 양 발바닥에서부터 엄지두덩부분
③ 치료사의 위치: 대상자의 다리 쪽 원위
④ 움직임의 요소: 무릎관절의 폄을 동반하는 양 다리의 폄-모음-안쪽돌림 패턴
⑤ 구두지시: "천천히 미시오!", "걷어차시오!"
⑥ 종료자세: 양 다리, 폄-모음-안쪽돌림, 발의 바닥쪽굽힘
⑦ 적응: 몸통근육의 강화, 몸통~다리의 굽힘근군과 폄근군의 균형조정

b. 굽힘 패턴 (그림 5-23)

① 시작자세: 부낭을 이용해서 엎드려 누운 자세(어깨는 zero position을 취하도록), 양 다리, 폄-모음-안쪽돌림, 발의 바닥쪽굽힘
② 도수접촉: 양 발가락에서부터 발등부분
③ 치료사의 위치: 대상자의 다리 쪽 원위
④ 움직임의 요소: 무릎관절의 굽힘을 동반하는 양 다리의 굽힘-벌림-가쪽돌림 패턴
⑤ 구두지시: "천천히 당기시오!", "발을 굽혀서 배 아래로!"
⑥ 종료자세: 양 다리, 굽힘-벌림-가쪽돌림, 발목관절 등쪽굽힘
⑦ 적응: 몸통근육의 강화, 몸통~다리의 굽힘근군과 폄근군의 균형조정

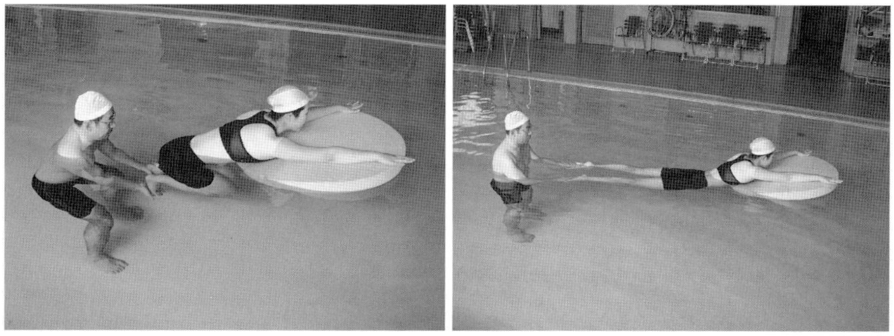

그림 5-22 부낭을 이용해서 하는 엎드려 누운 자세에서 몸통~다리의 굽힘/폄의 운동 〈폄 패턴〉

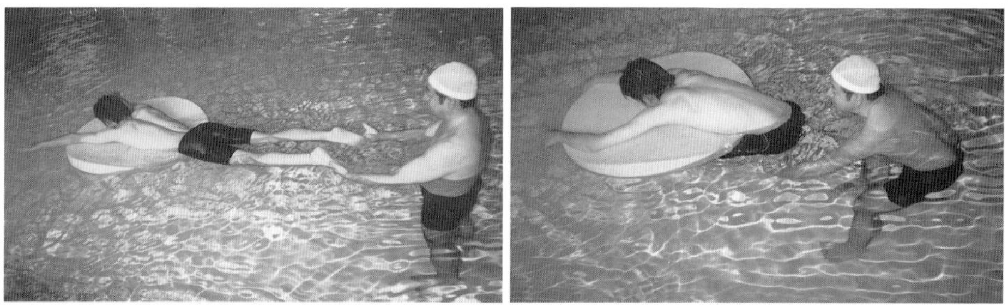

그림 5-23 부낭을 이용해서 하는 엎드려 누운 자세에서 몸통~다리의 굽힘/폄의 운동 〈굽힘 패턴〉

B 엎드려 누운 자세에서 몸통~다리의 돌림을 동반한 굽힘/폄 운동(그림 5-24, 그림 5-25)

다음으로 2차원에서의 운동을 3차원 운동으로 확대하여간다. 구체적으로는 수면 위에서 몸통의 돌림운동을 동반한 굽힘/폄으로 움직임을 확대하여간다. 저항은 발에서부터 능동저항운동이 되도록 가한다. 어디까지나 능동운동을 유도하기 위해 저항은 운동시작 영역에서부터 중간영역까지는 최적 저항을 가하고, 운동종료 영역에 걸쳐서는 돌림 · 굽힘/폄 방향으로의 운동을 강조하기 위해 보조운동으로 저항을 변화시킨다.

"4초에 1회(1패턴)"의 왕복운동으로 실시한다.

a. 오른쪽 굽힘 패턴 (그림 5-24)

① 시작자세: 부낭을 이용하여 엎드려 누운 자세 (어깨는 zero position을 취하도록)

i) 오른쪽 다리: 가벼운 폄-벌림-안쪽돌림 위치, 발의 바닥쪽굽힘

ii) 왼쪽 다리: 가벼운 폄-모음-가쪽돌림 위치, 발의 바닥쪽굽힘

② 도수접촉: 양 발가락에서부터 발등부분

③ 치료사의 위치: 대상자의 다리 쪽 원위

④ 움직임의 요소

i) 오른쪽 다리: 굽힘-모음-가쪽돌림 패턴

ii) 왼쪽 다리: 굽힘-벌림-안쪽돌림 패턴의 상반성 패턴

⑤ 구두지시: "무릎을 편 채로 발목을 올리시오!"

⑥ 종료자세

i) 오른쪽 다리: 굽힘-모음-가쪽돌림 위치

ii) 왼쪽 다리: 굽힘-벌림-안쪽돌림 위치

iii) 몸통의 옆굽힘 + 돌림

⑦ 적응: 몸통근육의 강화, 몸통~다리의 폄근/굽힘근/돌림근의 균형조정

b. 왼쪽 굽힘 패턴 (그림 5-25)

① 시작자세: 부낭을 이용하여 엎드려 누운 자세 (어깨는 zero position을 취하도록)

i) 오른쪽 다리: 굽힘-모음-가쪽돌림 위치, 발의 등쪽굽힘

ii) 왼쪽 다리: 굽힘-벌림-안쪽돌림 위치, 발의 등쪽굽힘

② 도수접촉: 양 발바닥에서부터 엄지두덩부분

③ 치료사의 위치: 대상자의 다리 쪽 원위

④ 움직임의 요소

i) 오른쪽 다리: 폄-벌림-안쪽돌림 패턴

ii) 왼쪽 다리: 폄–모음–가쪽돌림 패턴

⑤ 구두지시: "무릎을 편 채로 발을 걷어차시오!"

⑥ 종료자세

i) 오른쪽 다리: 폄–벌림–안쪽돌림

ii) 왼쪽 다리: 폄–모음–가쪽돌림

iii) 몸통의 옆굽힘 + 돌림

⑦ 적응: 몸통근육의 강화, 몸통~다리의 폄근/굽힘근/돌림근의 균형조정

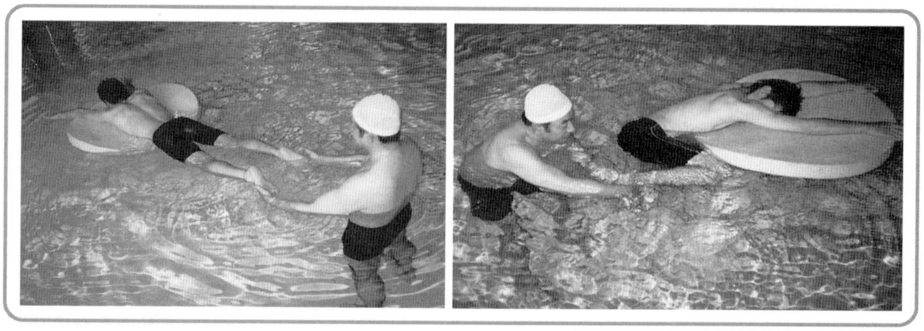

그림 5-24 엎드려 누운 자세에서 몸통~다리의 돌림을 동반한 굽힘/폄 운동 〈오른쪽 굽힘 패턴〉

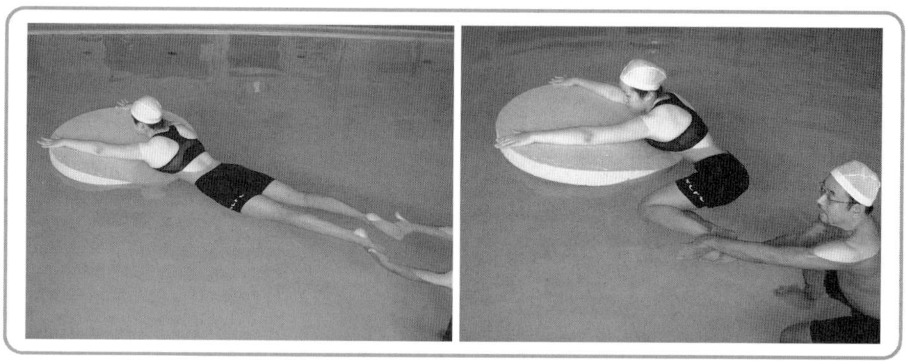

그림 5-25 엎드려 누운 자세에서 몸통~다리의 돌림을 동반한 굽힘/폄 운동 〈왼쪽 굽힘 패턴〉

C 엎드려 누운 자세에서 다리의 양쪽성 상반성 패턴 (그림 5-26, 그림 5-27)

다리의 양쪽성 상반성 패턴의 이용이다. 정상적인 타이밍 및 방산(irradiation)에 의해서 말초부분에서부터 중추부분으로 운동이 확대되는 것을 목표로 한다.

도수접촉은 한쪽은 발등에서 발등굽힘에 저항을 가하고, 다른 쪽은 발바닥에서 바닥쪽굽힘에 저항을 가한다(그림 5-26). 그대로 완만한 상반성 패턴과 몸통부분의 움직임을 연동시켜간다. 다리의 굽힘 쪽에 완만하게 운동이 일어나므로, 그 자연스런 흐름을 방해하지 않도록 반복한다.

"4초에 1회(1패턴)"의 왕복운동으로 실시한다.

a. 오른쪽 패턴 (그림 5-26)

① 시작자세: 부낭을 이용하여 엎드려 누운 자세 (어깨는 zero position을 취하도록)
  i) 오른쪽 다리: 굽힘-모음-가쪽돌림 위치, 발의 등쪽굽힘
  ii) 왼쪽 다리: 굽힘-벌림-안쪽돌림 위치, 발의 바닥쪽굽힘
② 도수접촉
  i) 오른손: 엄지발가락 바닥쪽에서부터 엄지두덩부분
  ii) 왼손: 엄지발가락 등쪽에서부터 발등부분
③ 치료사의 위치: 대상자의 다리 쪽 원위
④ 움직임의 요소
  i) 오른쪽 다리: 폄-벌림-안쪽돌림, 발의 바닥쪽굽힘
  ii) 왼쪽 다리: 굽힘-모음-가쪽돌림, 발의 등쪽굽힘
⑤ 구두지시: "오른쪽은 걷어차시오!", "왼쪽은 굽히는 것을 동시에!", "양쪽 타이밍을 같게 하시오!", "천천히", "원활하게!"
⑥ 종료자세
  i) 오른쪽 다리: 폄-벌림-안쪽돌림, 발의 바닥쪽굽힘
  ii) 왼쪽 다리: 굽힘-모음-가쪽돌림, 발의 등쪽굽힘
⑦ 적응: 몸통근육의 강화, 몸통~다리의 폄근/굽힘근/돌림근의 균형조정

b. 왼쪽 패턴 (그림 5-27)

① 시작자세: 부낭을 이용하여 엎드려 누운 자세 (어깨는 zero position을 취하도록)
  i) 오른쪽 다리: 폄-벌림-안쪽돌림, 발의 바닥쪽굽힘
  ii) 왼쪽 다리: 굽힘-모음-가쪽돌림, 발의 등쪽굽힘
② 도수접촉

i) 오른손: 엄지발가락 등쪽에서부터 발등부분

ii) 왼손: 엄지발가락 바닥쪽에서부터 엄지두덩부분

③ 치료사의 위치: 대상자의 다리 쪽 원위

④ 움직임의 요소

i) 오른쪽 다리: 굽힘-모음-가쪽돌림, 발의 등쪽굽힘

ii) 왼쪽 다리: 폄-벌림-안쪽돌림, 발의 바닥쪽굽힘

⑤ 구두지시: "오른쪽은 굽히고, 왼쪽은 걷어차는 것을 동시에!", "양쪽 타이밍을 같게 하시오!", "천천히!", "원활하게!"

⑥ 종료자세

i) 오른쪽 다리: 굽힘-모음-가쪽돌림, 발의 등쪽굽힘

ii) 왼쪽 다리: 폄-벌림-안쪽돌림, 발의 바닥쪽굽힘

⑦ 적응: 몸통근육의 강화, 몸통~다리의 폄근/굽힘근/돌림근의 균형조정

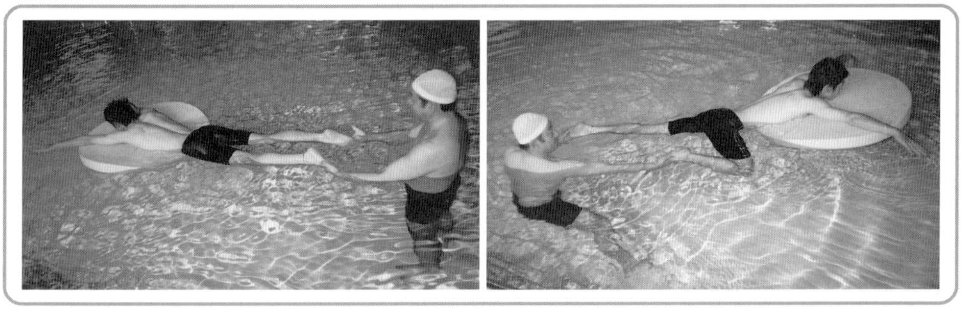

그림 5-26 엎드려 누운 자세에서 다리의 양쪽성 상반성 패턴 〈오른쪽 패턴〉

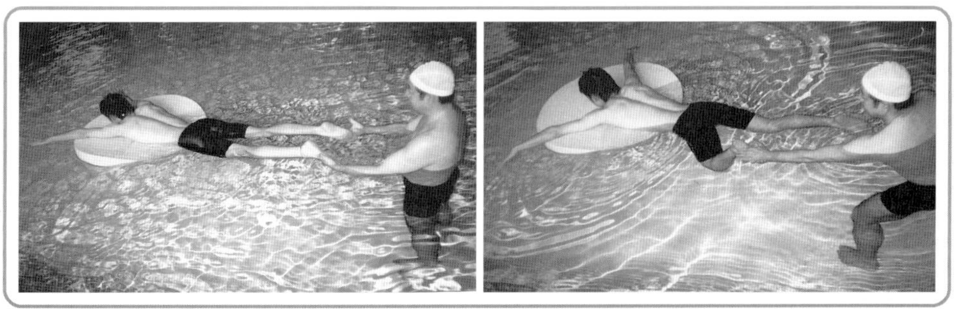

그림 5-27 엎드려 누운 자세에서 다리의 양쪽성 상반성 패턴 〈왼쪽 패턴〉

D 굽힘/폄 · 돌림의 복합운동-1 (바로 누운 자세/머리 쪽에서부터) (그림 5-28, 그림 5-29)

바로 누운 자세에서부터 몸통의 돌림운동을 동반한 굽힘/폄으로 확대하여간다. 이것은 라가츠법의 기법 중, 능동운동과 유체저항을 이용하여 몸통 패턴 중 No. 205와 No. 206을 조합시킨 응용이다. 즉 2개의 패턴을 연속동작으로 실행함으로써 강화 패턴으로서 실행하는 것이다.

"4초에 1회(1패턴)"의 왕복운동으로 실시한다.

시작자세~왼쪽~시작자세~오른쪽~시작자세를 반복한다.

반드시 시작자세에서부터 시작하여 시작자세에서 종료하는 것으로 한다.

a. 제1상 (그림 5-28)

척주의 굽힘 + 옆굽힘 + 돌림(굽힘 패턴): 시작자세~왼쪽으로(시작자세~오른쪽의 경우는 좌우가 이 반대가 된다)

① 시작자세: 바로 누운 자세, 어깨는 최대 굽힘 위치, 팔꿉관절은 폄 위치, 몸통하부와 다리는 폄 위치
② 도수접촉: 대상자의 손바닥 면에 대해서 새끼손가락 쪽에서부터 도수접촉을 하여 손가락의 굽힘에서부터 운동을 시작한다. 위쪽의 팔에 견인을 가하고, 아래쪽 팔에 압축을 가한다.
③ 치료사의 위치: 대상자의 머리 쪽
④ 링의 위치: L5~S1, neck collar, 발목관절
⑤ 움직임의 요소: 몸통은 굽힘, 옆굽힘, 돌림, 엉덩관절은 굽힘, 무릎관절은 굽힘, 발은 등쪽굽힘
⑥ 구두지시: "숨을 내뱉으면서 얼굴까지 물에 잠기고 전신으로 둥그렇게 하시오!", "발을 굽히시오!", "발가락을 젖히시오!", "오른손은 편 채로!"
⑦ 종료자세: 치료사와 대상자로 하나의 고리가 되도록. 대상자는 전신 굽힘 자세가 되도록. 얼굴은 수중으로 가라앉아 종료로 한다.
⑧ 적응: 몸통근육의 강화, 몸통~다리의 폄근/굽힘근/돌림근의 균형조정

b. 제2상 (그림 5-29)

척주의 폄 + 옆굽힘 + 돌림(폄 패턴): 왼쪽굽힘~시작자세로(오른쪽에서부터 시작자세인 경우는 좌우가 그 반대가 된다)

① 시작자세: 바로 누운 자세, 어깨는 최대 굽힘 위치, 팔꿈치는 폄 위치, 몸통하부와 다리는 최대 굽힘 위치에서 왼쪽으로 비튼다.
② 도수접촉: 시작할 때는 양손 손등에 도수접촉을 하고 운동이 시작되면 손가락 전체를 감싸는 것처럼 해도 좋다. 왼팔에 압축을 가하고 오른팔에 견인을 가한다.
③ 치료사의 위치: 대상자의 머리 쪽
④ 링의 위치: L5~S1, neck collar, 발목관절
⑤ 움직임의 요소: 몸통은 폄, 옆굽힘, 돌림, 엉덩관절 및 무릎관절은 폄, 발은 바닥쪽굽힘
⑥ 구두지시: "발을 뒤쪽으로!", "몸을 뒤로 젖히고!", "왼쪽 팔꿈치는 가볍게 굽히고!", "오른쪽 팔꿈치는 편 채로!"
⑦ 종료자세: 척주의 최대 폄 위치. 몸통은 수면 위가 된다. 양 팔꿈치 폄 위치 그대로.
⑧ 적응: 몸통근육 강화, 몸통~다리의 폄근/굽힘근/돌림근의 균형조정

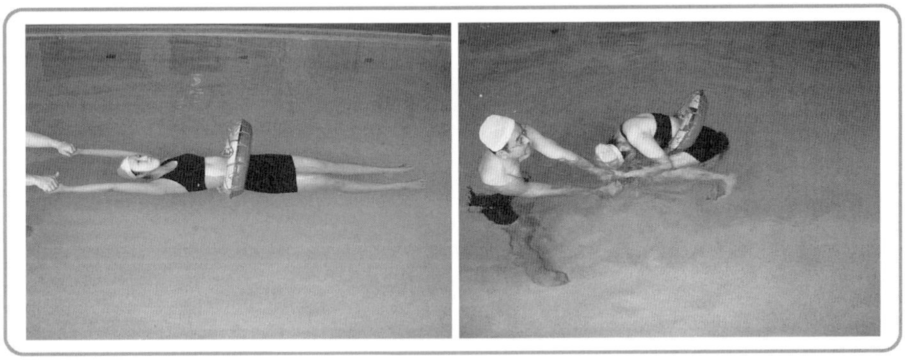

그림 5-28 굽힘/폄 · 돌림의 복합운동-1 〈제1상〉

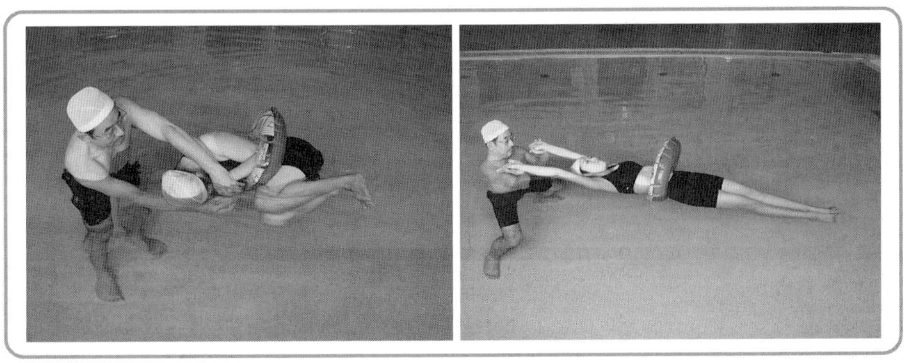

그림 5-29 굽힘/폄 · 돌림의 복합운동-2 〈제2상〉

E 굽힘/폄 · 돌림의 복합운동-2 (바로 누운 자세/다리 쪽에서부터) (그림 5-30, 그림 5-31)

바로 누운 자세에서부터 몸통의 돌림운동을 동반한 굽힘/폄으로 확대하여간다. 이것은 라가츠법의 기법 중, 능동운동과 유체저항을 이용하여 몸통 패턴을 조합시킨 강화 패턴이다.

저항의 방법(방향, 세기 등)이 정확하지 않으면 환자가 수면 아래로 가라앉아 물을 마셔 고통을 받게 되어, 반응을 끌어낼 수 없게 되므로 정확한 기법이 필요하다.

"4초에 1회(1패턴)"의 왕복운동을 실시한다.

시작자세~오른쪽~시작자세~왼쪽~시작자세를 반복한다.

반드시 시작자세에서부터 시작하여 시작자세에서 종료하는 것으로 한다.

a. 제1상 (그림 5-30)

척주의 굽힘 + 옆굽힘 + 돌림

① 시작자세: 바로 누운 자세, 어깨관절은 최대 굽힘 위치, 팔꿈치는 폄 위치, 다리의 폄 위치, 발의 바닥쪽굽힘 위치

② 도수접촉: 왼쪽은 발등부분을 새끼발가락 쪽에서부터 도수접촉을 하고, 오른쪽은 발바닥부분에서부터 도수접촉을 한다. 왼쪽 다리에 견인을 가하고 오른쪽 다리에 압축을 가한다.

③ 치료사의 위치: 양 다리의 연장선상에 선다.

④ 링의 위치: L1~S1, neck collar

⑤ 움직임의 요소: 몸통은 굽힘, 옆굽힘, 돌림. 엉덩관절은 굽힘, 무릎관절은 폄. 발은 등쪽굽힘

⑥ 구두지시: "턱을 당기고 몸을 오른쪽으로!", "전신이 둥그렇게 되게 하시오!"

⑦ 종료자세: 다리는 최대로 굽힌다. 몸통도 최대 돌림위치가 된다. 얼굴은 수중에서 종료로 한다.

⑧ 적응: 몸통근육의 강화, 특히 몸통 가쪽 근육. 전신의 균형조정

b. 제2상 (그림 5-31)

척주의 폄 + 옆굽힘 + 돌림

① 시작자세: 바로 누운 자세, 어깨관절 최대 굽힘 위치, 팔꿈치 굽힘 위치, 몸통은 최대 굽힘 위치

② 도수접촉: 오른쪽은 발바닥부분에 도수접촉을 하고 왼쪽은 발등부분을 새끼발가락쪽

에서부터 도수접촉을 한다. 오른쪽 다리에 압축을 가하고 왼쪽 다리에 견인을 가한다.

③ 치료사의 위치: 양 다리의 연장선상에 선다.

④ 링의 위치: L5~S1, neck collar

⑤ 움직임의 요소: 몸통는 폄, 옆굽힘, 돌림. 엉덩관절 및 무릎관절은 폄, 발목관절은 바닥쪽굽힘

⑥ 구두지시: "머리를 뒤쪽으로!", "몸을 뒤로 젖히시오!"

⑦ 종료자세: 척주는 최대 폄 위치, 양 팔은 팔꿈치 폄 위치에서 공중으로.

⑧ 적응: 몸통근육의 강화 특히, 몸통 가쪽근육. 전신의 균형조정

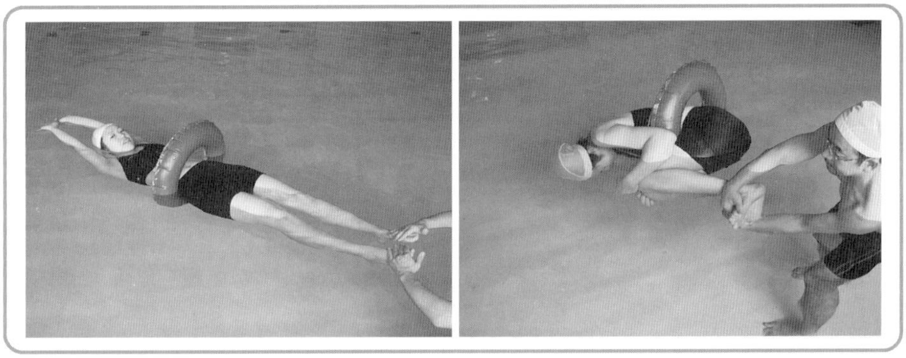

그림 5-30 굽힘/폄 · 돌림의 복합운동-2 〈제1상〉

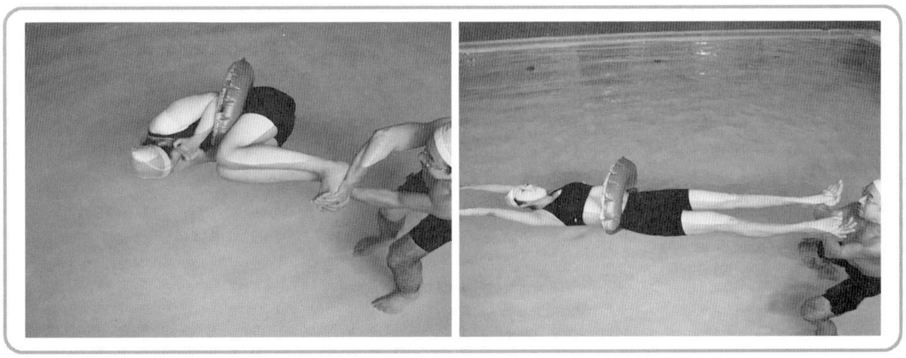

그림 5-31 굽힘/폄 · 돌림의 복합운동-2 〈제2상〉

참고문헌

1）Adler SS ほか（柳澤健ほか訳）：PNF ハンドブック，シュプリンガー・ジャパン，東京，第 2 版，2006
2）Arai M et al: Effects of the use of cross-education to the affected side through various resistive exercises of the sound side and settings of the length of the affected muscles. Hiroshima J Med Sci **50** : 65-73，2001
3）新井光男，柳澤健：スポーツとファシリテーション．PT ジャーナル **36** : 579-587，2002
4）新井光男，柳澤健：痛みに対する PNF モビライゼーション．理学療法 **23** : 195-200，2006
5）Chalmers G: Re-examination of the possible role of Golgi tendon organ and muscle spindle reflexes in proprioceptive neuromuscular facilitation muscle stretchhing. Sports Biomech **3** : 159-83，2004
6）Decicco PV，Fisher MM: The effects of proprioceptive neuromuscular facilitation stretching on shoulder range of motion in overhand athletes.
J Sports Med Phys Fitness **45** : 183-187, 2005
7）Egger B: The Role of Water in Rehabilitation，Vol 9: Exercise in Water，Bad Ragaz Medical Center，Bad Ragaz, 1988
8）福田精：運動の平衡と反射生理．医学書院，東京，1957
9）福永哲夫監訳：オックスフォードスポーツ医科学辞典（原書第 2 版），朝倉書店，東京，2006
10）覚張秀樹：スポーツ PNF マニュアル，南江堂，東京，1992
11）覚張秀樹，矢野雅知：競技力向上と障害予防に役立つスポーツ PNF トレーニング，大修館書店，東京，1994
12）覚張秀樹：スポーツ PNF を利用してのトレーニング，福林徹編，スポーツ外傷・障害とリハビリテーション，文光堂，東京，p43～47, 1994
13）覚張秀樹：スポーツ PNF．トレーニング科学研究会編：コンディショニングの科学，朝倉書店，東京，p62～72, 1995
14）覚張秀樹：スポーツ PNF．整形外科 **46** : 1010-1016, 1995
15）覚張秀樹：スポーツ PNF とストレッチングの実際．中嶋寛之監修：新版・スポーツ外傷と障害，文光堂，東京，p420～432, 1996
16）覚張秀樹：PNF の応用．臨床スポーツ医学編集委員会編：スポーツ外傷・障害の理学療法，文光堂，東京，p19～26, 1997
17）覚張秀樹：膝の靭帯損傷に対する現場サイドからみたアスレチックリハビリテーション．リハ医学 **34** : 317-319, 1997
18）覚張秀樹：スポーツ PNF．宮永豊ほか編：アスレチックトレーナーのためのスポーツ医学，文光堂，東京，p368～375, 1998
19）覚張秀樹：女性アスリートと機能的ストレッチング．運動・物理療法 **10** : 388-397, 1999
20）覚張秀樹：水中プールコンディショニング．臨床スポーツ医学編集委員会編：新版スポーツ外傷・障害の理学診断理学療法ガイド，文光堂，東京，p420～428, 2003
21）覚張秀樹，広瀬統一：ウォーミングアップ・クーリングダウンにおけるストレッチング．理学療法 **21** : 1482-1491, 2004
22）覚張秀樹，広瀬統一：スポーツ傷害の運動療法―主にアスレチックリハビリテーションの観点から．柳澤健編：運動療法学，金原出版，東京，p258～275, 2006
23）覚張秀樹：エクササイズボールを用いたリハビリテーション．福林徹編：アスレティックリハビリテーションガイド，文光堂，東京，p350～359, 2008
24）覚張秀樹：水中運動療法を用いたアスレティックリハビリテーション．福林徹編：

アスレティックリハビリテーションガイド，文光堂，東京，p319～328, 2008
25) 覚張秀樹：スポーツと PNF ―スポーツ外傷･障害の運動療法とスポーツコンディショニングへの可能性．PNF リサーチ **8**：61-74, 2008
26) Gleim GW et al: Flexibility and its effects on sports injury and performance. Sports Med **24**：289-299, 1997
27) Golland A：Basic hydrotherapy. Physiotherapy **67**：258-262, 1981
28) Handel M et al: Effects of contract-relax stretching training on muscle performance in athletes. Eur J Appl Physiol Occup Physiol **76**：400-408, 1997
29) Hwang IS et al: The effect of ankle joint position and effort on quadriceps reflex sensitivity. Clin Neurophysiol **111**：1175-1183, 2000
30) 今井基次：PNF（1.PNF の原理）．理学療法 **8**：147-152, 1991
31) 今井基次：PNF 法を考える．理学療法学 **22**：350-353, 1995
32) 今井基次：実践 PNF．細田多穂ほか編：アドバンス版図解理学療法技術ガイド，文光堂，東京，p348～367, 2005
33) 今井基次：PNF．柳澤健編：DVD で学ぶ理学療法特殊テクニック．南江堂，東京，p151～180, 2007
34) Kabat H: Studies on neuromuscular dysfunction XV: The role of central facilitation in restoration of motor function in paralysis. Arch Phys Med **33**：521-533, 1952
35) Klein-Vogelbach S: Functional Kinetics, Springer, Berlin, 1990［参考：Klein-Vogelbach S: et al（野澤絵奈訳）：クラインフォーゲルバッハのリハビリテーション機能的運動療法：治療テクニック編，シュプリンガー・ジャパン，東京，2007］
36) Knott M et al: Proprioceptive Neuromuscular Facilitation, Harper & Row, New York, 2nd ed, 1968（福屋靖子ほか訳：神経筋促通手技，協同医書出版社，東京，1974）
37) Kofotolis N, Kellis E: Effects of two 4-week proprioceptive neuromuscular facilitation programs on muscle endurance, flexibility, and functional performance in women with chronic low back pain. Phys Ther **86**：1001-1012, 2006
38) 小坂健二，中村隆一：小脳性運動失調患者における PNF 施行後の肢位変化による脳波覚醒．リハ医学 **30**: 45-47, 1993
39) 児玉和夫：脳性麻痺の姿勢反射．脳性麻痺研究Ⅲ，協同医書出版，東京，p183～197, 1980
40) Koutedakis Y et al: Maximal voluntary quadriceps strength patterns in Olympic overtrained athletes. Med Sci Sports Exerc **27**：566-572, 1995
41) Kubo K et al: Elasticity of tendon structures of the lower limbs in sprinters.Acta Physiol Scand **168**：327-335, 2000
42) Nashner LM: Fixed patterns of rapid postural responses among leg muscles during stance. Exp Brain Res **30**：13-24, 1977
43) McMillan J: The role of water rehabilitation（student paper), Fortbildungs zentrum Hermitage, Bad Ragaz Medical Center, 1988
44) 森茂美：ファシリテーションの神経生理学的基礎．PT ジャーナル **36**：553-561, 2002
45) 中村隆一：ファシリテーション・テクニックの生理学的基礎．理療と作療 **13**：295-300, 1979
46) Osternig LR et al: Differential responses to proprioceptive neuromuscular facilitation（PNF）stretch techniques. Med Sci Sports Exerc **22**：106-111, 1990
47) Roberts JM, Wilson K: Effect of stretching duration on active and passive range of motion in the lower extremity. Br J Sports Med **33**：259-263, 1999
48) Ross A et al: Neural influences on sprint running: training adaptations and acute responses. Sports Med **31**：409-425, 2001

49) 斎藤宏：ファシリテーションテクニックは有効か？　総合リハ **28**：595-597, 2000
50) 佐藤一望：自動介助運動の神経生理学的機序とその意義．リハ医 **21**：78-83, 1983
51) 進藤正臣ほか：拮抗筋の持続的収縮中における Ib 抑制の変化．臨床神 **36**：129-133, 1996
52) 竹中弘行，森井和江：水中運動療法における PNF—Ragaz 法の紹介．理学療法 **14**：138-144, 1997
53) 冨田浩，柳澤健：一側下肢の等尺性収縮が対側ヒラメ筋H波に及ぼす影響．理学療法学 **20**：253-255, 1993
54) 冨田昌夫：バートラガツ技法を用いた水中運動療法．理療と作療 **8**：37-43, 1974
55) 冨田昌夫：プール訓練のための基礎知識．理学療法学 **13**：406-408, 1986
56) Paine T, Sheard PW: Optimal contraction intensity for maximal increase of range of motion following the application of post-isometric proprioceptive neuromuscular facilitation. Mori Y, Kono I eds: The 4th World Federation of Athletic Training and Therapy World Congress: Athletic rehabilitation and conditioning for the athlete, Tokyo, p26, 2007
57) 椿原彰夫：神経生理学的アプローチの理論的背景．総合リハ **25**：1357-1366, 1997
58) 上田敏，大川弥生編：リハビリテーション医学大辞典，医歯薬出版，東京，1999
59) Voss DE et al: Proprioceptive Neuromuscular Facilitation, Harper & Row, Philadelphia, 3rd ed, 1985（福屋靖子監訳：神経筋促通手技，協同医書出版社，東京，第 3 版，1989）
60) Viel E, Ogishima H（倉石健二訳）：PNF-神経筋促通手技，医歯薬出版，東京，1985
61) 和気英樹ほか：ホールド・リラックス手技と徒手持続的伸張手技による関節可動域改善の比較．理学療法学 **21**：269-273, 1994
62) 柳澤健，乾公美編：PNF マニュアル，南江堂，東京，第 2 版，2005
63) 柳澤健：PNF の理論的背景（PNF 最前線）．理学療法 **14**：90-95, 1997
64) 柳澤健ほか：上肢 PNF 肢位の行動覚醒への影響．理学療法学 **18**：143-144, 1991
65) 柳澤健ほか：上肢 PNF 肢位のヒラメ筋H波に及ぼす影響．理学療法学 **16**：19-22, 1989
66) Yanagisawa K et al: Effects of vertical and diagonal movements on acceleration. Proceedings of the 13th International Congress of the WCPT, p412, 1999

찾아보기

ㅁ

ㅂ

ㅅ

ㅇ

ㅈ